Simone Kreve

Manutenção da higiene de próteses suportadas por implantes de arcada completa

Simone Kreve

Manutenção da higiene de próteses suportadas por implantes de arcada completa

ScienciaScripts

Imprint

Any brand names and product names mentioned in this book are subject to trademark, brand or patent protection and are trademarks or registered trademarks of their respective holders. The use of brand names, product names, common names, trade names, product descriptions etc. even without a particular marking in this work is in no way to be construed to mean that such names may be regarded as unrestricted in respect of trademark and brand protection legislation and could thus be used by anyone.

Cover image: www.ingimage.com

This book is a translation from the original published under ISBN 978-3-330-08260-1.

Publisher:
Sciencia Scripts
is a trademark of
Dodo Books Indian Ocean Ltd. and OmniScriptum S.R.L publishing group

120 High Road, East Finchley, London, N2 9ED, United Kingdom
Str. Armeneasca 28/1, office 1, Chisinau MD-2012, Republic of Moldova, Europe
Printed at: see last page
ISBN: 978-620-7-74624-8

ÍNDICE DE CONTEÚDOS

AGRADECIMENTOS

A Deus para proteção.

Aos meus pais, Rosani e Valdir, pelo apoio incondicional.

Às minhas irmãs, Silvana e Fernanda, por todas as dicas.

Ao meu orientador, Sérgio Cândido Dias, pelo exemplo de investigador.

Ao meu coorientador, Geraldo Alberto Pinheiro de Carvalho, que abriu as portas para um novo projeto em minha vida: a pesquisa. A ele meu respeito e profunda gratidão, pela objetividade de suas orientações, pelo rigor científico e ético, e pela forma sincera de conduzir o trabalho.

Agradeço também à UNIPAR- Universidade Paranaense - Cascavel. Faculdade de Odontologia responsável pela minha graduação e por fornecer os meios para que esta pesquisa pudesse ser realizada.

Ao meu colega e amigo Dr. Laerte Luiz Bremm, verdadeiro exemplo de amor à profissão, por me incentivar a iniciar a experiência acadêmica, por confiar na minha capacidade e por me acolher em sua equipe de professores de Odontologia da Unipar/Cascavel.

Aos colegas de mestrado pela honra de ter partilhado conhecimentos, tempo e conversas. Sentirei saudades.

Ao Centro de Pesquisas Odontológicas São Leopoldo Mandic por disponibilizar a infraestrutura para a realização do curso.

A Dartanhan do Nascimento Duarte, meu amigo, meu marido, meu incentivador.

RESUMO

A prótese fixa é uma alternativa bem sucedida à reabilitação com implantes dentários osseointegrados. Os insucessos deste tipo de tratamento têm sido associados a doenças peri-implantares com formação avançada de bolsas, inflamação gengival grave e perda óssea progressiva. No entanto, o aumento da incidência de mucosite e peri-implantite pode comprometer a longevidade deste tipo de reabilitação oral. A manutenção do tratamento protético é essencial para o sucesso dos implantes osseointegrados, mas infelizmente a preocupação com a higiene não tem acompanhado toda a evolução que está a ocorrer nesta área do conhecimento. Diferentes métodos e dispositivos de higienização são eficazes, porém uma orientação cuidadosa deve ser oferecida ao paciente. A hipótese é avaliar a qualidade da limpeza da prótese e da gengiva, educar e reavaliar o paciente em 6 meses. A avaliação periódica da condição clínica dos tecidos moles ao redor dos implantes é essencial para detetar alterações no suporte ósseo. O aumento da incidência de mucosite e peri-implantite pode comprometer a longevidade desta reabilitação oral.

Descritores: Biofilmes. Implantes dentários. Estomatite. Peri-Implantite. Mucosite.

Correspondência: Simonekreve@hotmail.com

Capítulo 1

INTRODUÇÃO

Os implantes dentários tornaram-se rotina na prática odontológica e são considerados parte integrante das reabilitações totais ou parciais nas arcadas edêntulas. Os protocolos cirúrgicos e protéticos estão constantemente a ser melhorados para minimizar os efeitos secundários e aumentar a satisfação dos pacientes (Corbella et al., 2011). Sugere-se que o sucesso dos implantes osseointegrados não se deve basear apenas na osseointegração per *se,* mas na integração entre o implante e o ambiente intra-oral, incluindo os tecidos duros e moles.

O tratamento com implantes dentários trouxe consigo novos desafios, como a crescente incidência de mucosite peri-implantar e peri-implantite (Jovanovic, 1999).

Para além da inflamação da mucosa, a peri-implantite é caracterizada pela perda de osso alveolar. Ocorre normalmente a partir do primeiro ano da função do implante. A lesão da mucosa está muitas vezes associada a um aumento da supuração e da profundidade de sondagem, provocado pela perda de osso alveolar. Para além da análise clínica, pode observar-se uma clara evidência radiográfica de perda óssea à volta dos implantes (Buxeraud, 2014).

A morfologia do tecido mole saudável adjacente aos dentes tem muitas características em comum com o tecido adjacente aos implantes, incluindo o epitélio oral bem queratinizado e o epitélio juncional (Jovanovic, 1999; Lindhe et al., 2010). Os tecidos implanto-gengivais funcionam como uma barreira, exigindo assim uma integração de três tipos de tecidos: O osso, o tecido conjuntivo mole e o epitélio (Jovanovic, 1999).

Os tecidos peri-implantares são mais susceptíveis ao aparecimento e progressão da inflamação do que os tecidos que rodeiam os dentes (Lindhe et al., 1992).

A correlação entre a placa bacteriana e o estabelecimento de uma reação inflamatória foi descrita pela primeira vez por Loe et al. (1965). No complexo dente-gengiva, esta condição é conhecida como gengivite, enquanto que na mucosa peri-implantar, mucosite (Jovanovic, 1999). Esta última é caracterizada por uma inflamação da mucosa à volta do implante e sem evidência de perda óssea alveolar. Os primeiros sinais clínicos de mucosite são eritema, edema dos tecidos moles e sangramento à sondagem (Buxeraud, 2014). Como o biofilme bem estabelecido em torno dessas estruturas tornar-se-á a principal fonte de micróbios que causam a peri-implantite, que é uma das principais causas de falha do implante (Subramani et al., 2009; Kanao et al., 2013).

A abordagem terapêutica mais adequada para combater as infecções associadas à presença de bifilme é a sua remoção, o que nos casos de gengivite e periodontite pode ser conseguido com métodos convencionais de higiene oral (Buxeraud, 2014). Schwarz et al. (2015) relataram uma associação entre má higiene oral e perda óssea peri-implantar, o que demonstrou que a doença peri-implantar está intimamente relacionada com a presença de biofilme.

O controlo da placa bacteriana é difícil em indivíduos que usam próteses implanto-suportadas de arcada completa, porque o dispositivo tem uma extensão que contacta com a mucosa do rebordo residual. Assim, a higiene oral deve ser considerada na escolha do material da prótese. (Kanao et al., 2013).

A manutenção profissional consistente, combinada com um controlo eficaz do biofilme auto-realizado, é um fator-chave para a estabilidade a longo prazo dos implantes dentários e para a prevenção de complicações biológicas (Louropoulou et al., 2014). A American Dental Association (ADA) recomenda que a escovagem e o uso do fio dental sejam efectuados pelo menos uma vez por dia, com uma duração de aproximadamente 3 minutos. Para além disso, a ADA recomenda que as visitas ao dentista sejam feitas regularmente.

Este estudo verificou a qualidade do controlo do biofilme em pacientes com próteses fixas implanto-suportadas através de exames clínicos e orientações aos pacientes.

Capítulo 2

REVISÃO DA LITERATURA

Loe et al. (1965) estudaram a sequência de alterações na flora microbiana e na gengiva. Os autores produziram gengivite em pacientes com gengiva saudável, removendo todos os esforços activos de limpeza oral. Participaram do estudo nove alunos, um professor de periodontia e dois técnicos de laboratório, que eram indivíduos saudáveis, sendo 10 homens e 2 mulheres (faixa etária média de 23 anos). A abolição da higiene oral resultou em acumulações grosseiras de detritos moles e no desenvolvimento de gengivite marginal em todos os indivíduos. O tempo necessário para o desenvolvimento da gengivite variou entre 10-21 dias. Exames bacteriológicos simultâneos mostraram que o número de microorganismos na área gengival aumentou e que houve alterações distintas na composição relativa da flora. A reposição da higiene oral resultou em condições gengivais saudáveis e no restabelecimento da flora bacteriana original.

Bauman et al. (1992a) analisaram vários parâmetros clínicos na avaliação de implantes dentários durante a fase de manutenção, mobilidade, alterações gengivais, movimento dos tecidos, sondagem e medições do nível de fixação, hemorragia à sondagem, oclusão e monitorização microbiana. O papel da radiologia é substancial na avaliação dos implantes. No entanto, muitas variáveis na técnica e na interpretação radiográfica causam diferenças e erros, mas ainda assim é bastante indicativa da atividade da doença, pelo que pode ser utilizada pelo terapeuta.

Lindhe et al. (1992) avaliaram a resposta da mucosa peri-implantar e da gengiva ao aumento da acumulação de placa subgengival e à formação de bolsas. O experimento foi realizado com 5 cães da raça Beagle com 15 meses de idade. Os cães foram submetidos a uma dieta que proporcionou a formação de placa bacteriana grosseira. De seguida, foram extraídos os pré-molares inferiores direitos e instalados 3 implantes do sistema Branemark. Após 6 meses de controlo do biofilme, foram realizados exames clínicos e radiográficos. Foram colocadas ligaduras numa posição subgengival em 2 dos implantes e nos pré-molares contralaterais com o objetivo de aumentar a acumulação de placa. As ligaduras foram removidas após 6 semanas. Após 1 mês, o exame clínico e radiográfico foi repetido e foram obtidas amostras da microbiota subgengival. Biópsias dos dentes e dos locais dos implantes foram colhidas e processadas para análise histométrica e morfométrica. Os resultados mostraram sinais de destruição dos tecidos mais pronunciados nos implantes do que nos dentes. O tamanho das lesões dos tecidos moles era maior nos implantes e as lesões apenas nos implantes afectavam a medula óssea.

Bauman et al. (1992b) analisaram a literatura sobre a inflamação induzida por biofilme em redor de implantes dentários. A microflora em torno de implantes bem sucedidos é semelhante a sulcos saudáveis, enquanto que a associada a implantes falhados é semelhante a locais periodontalmente doentes. Segundo os autores, na relação com a boca parcialmente edêntula, a microflora do implante é semelhante à microflora do dente, já na boca totalmente edêntula é diferente. A manutenção de uma microflora dentária consistente com a saúde periodontal em bocas parcialmente desdentadas pode levar à manutenção de uma microflora de implantes consistente com a saúde peri-implantar. Assim, a manutenção periodontal e a manutenção dos implantes estão ligadas e nenhuma delas pode ser negligenciada.

Jovanović (1993) abordou os danos periodontais, onde a rutura dos tecidos peri-implantares pode ser o resultado da ação microbiana, bem como da sobrecarga biomecânica e oclusal. Para evitar problemas durante a fase de manutenção, os seguintes pré-requisitos devem ser obtidos e mantidos. O autor referiu que o objetivo a longo prazo do tratamento da degradação peri-implantar é suprimir a progressão da doença, bem como permitir um ambiente capaz de ser mantido pelo paciente. A saúde dos tecidos moles deve ser estabelecida através da obtenção de uma elevada adesão do doente à remoção da placa e de um desenho de prótese que siga as directrizes perio-prostéticas. Os defeitos ósseos peri-implantares em redor de implantes funcionais podem ser tratados com técnicas ressectivas ou regenerativas.

Ericsson & Lindhe (1993) avaliaram a resistência oferecida pela gengiva nos dentes e pela mucosa peri-implantar nos implantes de titânio osseointegrados à sondagem mecânica. Os 2º e 3º pré-molares e os 1ºs molares da dentição mandibular direita e esquerda de 5 cães beagle foram extraídos e dois implantes foram instalados nestes locais. A conexão do pilar foi efectuada 3 meses depois. O pré-molar restante no maxilar esquerdo foi exposto a "periodontite experimental" durante um período de 4 meses e, assim, o 4º pré-molar no maxilar direito representava um periodonto saudável. Os tecidos moles inflamados foram tratados através de um procedimento ressectivo e, após 2 semanas de cicatrização, a experiência principal foi iniciada, ou seja, no dia 0. Durante os 360 dias subsequentes, os dentes e as partes do pilar dos implantes foram regularmente expostos ao controlo da placa bacteriana (3 x / semana). Radiografias e mensurações de mobilidade foram obtidas nos dias 0 e 360 e biópsias no final do estudo. Os resultados demonstraram diferenças nos dentes e nos implantes. Os autores observaram que a resistência oferecida pela gengiva à sondagem foi maior do que a oferecida pela mucosa periimplantar e, consequentemente, a penetração da sonda tornou-se mais avançada nos implantes do que nos dentes.

Lang et al. (1995) examinaram as práticas actuais de escovagem, uso de fio dental e visitas periódicas ao dentista e a sua associação com o estado de saúde periodontal. Foram efectuados exames completos a 319 indivíduos. Os dados foram recolhidos através de entrevistas presenciais e exames dentários domiciliários de 40 minutos. Os indivíduos referiram escovar os dentes cerca de duas vezes por dia e o tempo médio de escovagem foi inferior a um minuto. Cerca de um terço da população referiu usar fio dentário pelo menos uma vez por dia. A perda de inserção periodontal estava relacionada com a frequência da escovagem. Os indivíduos que escovavam com frequência tinham significativamente menos gengivite e perda de inserção do que os que escovavam com pouca frequência. Enquanto que os indivíduos que demonstraram uma capacidade aceitável de utilização do fio dentário tinham menos placa bacteriana e cálculo, menores profundidades de bolsa e menos perda de inserção. Os indivíduos que relataram uma visita periódica ao dentista pelo menos uma vez por ano tinham menos placa bacteriana, gengivite e cálculo do que os indivíduos que relataram visitas menos frequentes. Os autores concluíram que a escovagem, o uso do fio dental e as visitas periódicas ao dentista estavam correlacionados com uma melhor saúde periodontal.

Jovanovic (1999) relatou a resposta dos tecidos moles à volta dos implantes em condições saudáveis e doentes, e apresentou a etiologia da rutura dos tecidos perimplantares. As técnicas de diagnóstico, como a profundidade da bolsa de sondagem, a evidência radiográfica e a amostragem microbiana, foram analisadas e modificadas a partir do campo periodontal e utilizadas durante a fase de manutenção do implante dentário. Com o aumento da utilização de implantes osseointegrados e muitos implantes em função durante longos períodos de tempo, a barreira de tecido mole à volta dos implantes tornou-se mais importante. O objetivo a longo prazo da manutenção dos implantes é prevenir ou travar a progressão da doença e obter um local de implante sustentável. Os estudos indicam que os tecidos perimplantares podem ser tratados com técnicas cirúrgicas ou não cirúrgicas, e a importância dos procedimentos de manutenção nunca deve ser subestimada pelo paciente ou polo terapeuta.

Moon & Marrero (2001) descreveram uma modificação no desenho da superestrutura do implante. A colocação posicional dos 2 implantes posteriores e o consequente desenho da superestrutura resultaram numa armadilha de placa iatrogénica, que contribuiu para a mucosite peri-implantar. Foi criado um acesso no embrasure interproximal, oclusal à crista gengival, o que favoreceu a instrumentação higiénica. Embora as alterações na base tenham aumentado a acumulação de detritos, permitiram um melhor acesso à instrumentação de higiene, o que optimizou a saúde à volta dos implantes.

Klinge et al. (2002) avaliaram a eficácia da terapia anti-infecciosa como um componente do tratamento da peri-implantite. Os autores analisaram estudos em humanos e animais com uma grande variedade de regimes de tratamento, incluindo a terapia anti-infecciosa. Os regimes de antibióticos variaram entre os estudos e não foi encontrado nenhum protocolo de medicação padronizado. O tipo de antibiótico, a dosagem, a duração e o tempo de início do tratamento antibiótico foram diferentes em todos os estudos, mas os pormenores nem sempre foram comunicados. Os resultados após o tratamento anti-infecioso da peri-implantite são altamente variáveis, e não há evidência de vantagens clinicamente relevantes com o uso de antibióticos. Os autores concluíram que, até à data do estudo, não existiam dados disponíveis que apoiassem protocolos de tratamento específicos.

Porras et al. (2002) determinaram os efeitos clínicos do tratamento com clorexidina a 0,12% nas mucosites peri-implantares ao fim de 1 e 3 meses, conforme determinado pelo índice de placa modificado, pelo índice de hemorragia do sulco modificado, pelo nível de inserção clínica e pela profundidade de sondagem. Os indivíduos do grupo de teste receberam terapia anti-séptica, incluindo limpeza mecânica e instruções de higiene oral complementadas por irrigação oral com clorexidina 0,12% e aplicação tópica de gel de clorexidina 0,12%. Os indivíduos do grupo de controlo receberam apenas limpeza mecânica e instruções de higiene oral. Os autores concluíram que ambas as modalidades de tratamento foram eficazes na diminuição da mucosite perimplantar e dos níveis de profundidade de sondagem durante o ensaio experimental. Após 1 mês, ambos os grupos mostraram uma diminuição das profundidades de sondagem em todos os locais. As tendências sugeriram que a limpeza mecânica, por si só, pode ser suficiente para reduzir e tratar a mucosite perimplantar ao fim de 1 a 3 meses, e que ambos os tratamentos são eficazes na redução e erradicação das bactérias patogénicas associadas à inflamação perimplantar.

De acordo com um estudo de Mombelli (2002), é importante reconhecer que a perimplantite não é sinónimo de implantes falhados. O autor descreveu que as infecções perimplantares são passíveis de tratamento, assim como as infecções periodontais. A placa subgengival pode ser uma fonte importante de bactérias que colonizam implantes recentemente instalados e a microflora presente na cavidade oral antes da implantação determina a composição da microflora recém-estabelecida nos implantes. Os procedimentos de diagnóstico das doenças perimplantares devem incluir parâmetros sensíveis para detetar sinais e sintomas precoces de infeção. O autor sugere que se inicie o processo de diagnóstico com a avaliação da mobilidade, profundidade de sondagem, sangramento à sondagem e presença de supuração. Estes procedimentos clínicos produzem resultados instantâneos. Em alguns casos, estão indicados parâmetros microbiológicos e radiografias.

Quirynen et al. (2002) avaliaram os riscos de infecções em implantes dentários e salientaram que o risco de osseointegração depende do mecanismo de defesa, da duração da infeção, do desenho do implante e das suas características de superfície. A longevidade dos implantes pode ser comprometida pela sobrecarga oclusal e/ou pela perimplantite induzida pela placa bacteriana. A peri-implantite é caracterizada por uma microbiota compatível com a da periodontite, de acordo com estudos em animais e observações transversais e longitudinais no homem. No entanto, para evitar a deslocação bacteriana, podem ser consideradas as seguintes medidas: saúde periodontal na dentição remanescente (para evitar a translocação bacteriana), evitar bolsas peri-implantares profundas e utilizar um pilar e uma superfície de implante relativamente lisos. Além disso, os factores que favorecem a periodontite, como o tabagismo e a má higiene oral, também aumentam o risco de peri-implantite.

Vandekerckhove et al. (2004) avaliaram a segurança, eficácia e aceitabilidade de uma escova de dentes eléctrica oscilante/rotativa em pacientes reabilitados com próteses fixas sobre implantes. Os indivíduos foram instruídos a utilizar a escova de dentes eléctrica duas vezes por dia durante 2 minutos. Os seguintes parâmetros periodontais foram medidos no início e aos 3 meses, 6 meses e 12 meses: presença/ausência de ulceração/descamação gengival e/ou da mucosa; índice de hemorragia do sulco; profundidade da bolsa à sondagem; índice de hemorragia da bolsa periodontal e recessão gengival. A profundidade média global da bolsa diminuiu de 3,3 mm no início do estudo para 3,0 mm aos 12 meses, enquanto a diminuição média da recessão foi de 0,1 mm aos 12 meses. Durante a observação de 1 ano, houve um ligeiro ganho no nível de fixação periodontal. Os autores concluíram que a escova de dentes eléctrica investigada é eficaz, segura e confortável para pacientes reabilitados através de próteses orais suportadas por implantes.

Ferreira et al. (2006) verificaram a prevalência de doença peri-implantar e analisaram possíveis variáveis de risco associadas à mucosite peri-implantar e à peri-implantite. Indivíduos parcialmente edêntulos, não fumadores, reabilitados com implantes osseointegrados foram examinados clínica e radiograficamente. A prevalência de mucosite peri-implantar e peri-implantite foi de 64,6% e 8,9%, respetivamente. A periodontite foi diagnosticada em 14,2%. Indivíduos com periodontite tiveram maior probabilidade de desenvolver lesões inflamatórias peri-implantares. As variáveis de risco associadas a um aumento da probabilidade de ter doença peri-implantar incluíram: género, índices de placa bacteriana e sangramento periodontal à sondagem. Os autores sugeriram que os indivíduos com periodontite, diabetes e má higiene oral eram mais propensos a desenvolver peri-implantite, pelo que o controlo da higiene oral e o estado periodontal devem ser monitorizados antes e depois da colocação de implantes dentários.

Castro Jr et al. (2006) analisaram, através de questionários com 100 indivíduos do Departamento de Odontologia da Universidade de Santo Amaro, o nível de conhecimento sobre cuidados e recomendações após a instalação de uma prótese total convencional. A saúde bucal e a manutenção da prótese estão intimamente ligadas às informações transmitidas ao paciente pelo dentista imediatamente após a instalação da prótese. Os autores concluíram que uma grande parte da população estudada não está informada sobre os cuidados subsequentes e o controlo que deve ter com as suas próteses. E é dever do dentista dar informações verbais, por escrito e/ou através de desenhos, sobre os cuidados pós-instalação.

Schupbach & Glauser (2007) tentaram mostrar com detalhes as características estruturais e ultra-estruturais das interfaces entre os implantes de titânio transmucosos e os tecidos circundantes. Além disso, esclareceram se a arquitetura da proteção periférica à volta dos implantes humanos corresponde à encontrada na dentição natural. Os pacientes receberam mini-implantes experimentais de titânio, de 1 peça, com uma superfície oxidada, gravada com ácido ou maquinada, distal aos implantes convencionais. Após 8 semanas de cicatrização transmucosa e na ligação do pilar dos implantes regulares, os mini-implantes foram removidos com uma camada de tecido duro e mole circundante. De seguida, foi analisado. A mucosa periimplantar de todos os mini-implantes em interface com a superfície do implante era composta por uma barreira de tecido conjuntivo epitelial e supracrestal. Foi também demonstrado que, dependendo da textura da superfície do implante, existem diferenças substanciais na forma como os implantes interagem com o tecido conjuntivo.

Zitzmann & Borglundh (2008) descreveram a prevalência de doenças peri-implantares, incluindo mucosite peri-implantar e peri-implantite. Os autores consideraram estudos transversais e longitudinais em indivíduos tratados com implantes com um tempo de função de, pelo menos, 5 anos. Foram propostas definições diferentes para a peri-implantite em estudos clínicos mais recentes. A mucosite peri-implantar ocorreu em 80%

dos indivíduos e em 50% dos locais dos implantes, e foi identificada em 28% e >56% dos indivíduos e em 12% e 43% dos locais dos implantes, respetivamente. Observou-se que os indivíduos podem variar relativamente à idade, ao género, às reconstruções suportadas por implantes, bem como ao número e tempo de função dos implantes.

Rasperini et al. (2008) avaliaram a segurança e a aceitabilidade de uma escova de dentes eléctrica utilizada na mucosa peri-implantar de implantes colocados na área estética e avaliaram a influência do sexo e do estatuto de fumador no resultado final. Pacientes reabilitados com implantes restaurados há pelo menos 6 meses, escovados duas vezes por dia durante um período de 12 meses. O índice de sangramento papilar, a recessão e a profundidade de sondagem foram medidos no início e aos 3, 6 e 12 meses. Cerca de um terço dos pacientes eram fumadores. A maioria (73%) realizou apenas escovagem manual e apenas 27% utilizou escovagem eléctrica ou escovagem mista manual-eléctrica. O hábito de fumar cigarros e o tipo de higiene oral antes da intervenção não mostraram associação com nenhum dos índices periodontais. A idade foi positivamente associada às medidas de recessão (REC) (P = 0,02; em particular, os indivíduos com mais de 60 anos de idade tinham uma REC média de 12,7 mm). O índice de sangramento mostrou uma diminuição gradual ao longo do tempo. Os pacientes relataram um elevado conforto e satisfação na utilização da escova de dentes eléctrica, além disso, parece ser segura para pacientes com próteses fixas sobre implantes na área estética.

Berchier et al. (2008) identificaram alguns estudos na pesquisa de bases de dados e abordaram os índices de sangramento, gengivite, placa bacteriana, efeito da utilização do fio dentário, escovagem manual dos dentes e instrução de higiene oral. Observando os sinais visuais de inflamação gengival, nenhum dos oito estudos que estudaram a inflamação gengival encontrou um efeito significativo do uso do fio dental como adjunto à escovação dental. Os autores concluíram que o profissional de medicina dentária deve determinar, numa base individual para cada paciente, se o uso de fio dentário de alta qualidade é um objetivo alcançável.

Adibrad et al. (2009) determinaram a associação entre a largura da mucosa queratinizada e o estado de saúde do tecido de suporte em torno de implantes que suportam sobredentaduras. Os parâmetros periodontais medidos incluíram o índice gengival, o índice de placa, a hemorragia à sondagem, a profundidade de sondagem, a recessão da mucosa, o nível de ligação periodontal, o nível ósseo radiográfico e a largura da mucosa queratinizada. O nível ósseo adiográfico médio (RBL) foi de 1,25 +/- 0,64 mm, com uma variação de 0,78 mm a 3,11 mm, e foi encontrada uma correlação negativa entre a largura da mucosa queratinizada KM e a recessão da mucosa MR (P = 0,02) e o nível de fixação periodontal PAL (P = 0,03). De acordo com os autores, os implantes com zonas estreitas do tecido queratinizado (<2 mm) apresentavam significativamente mais placa bacteriana e sinais de inflamação do que os implantes com zonas mais largas de gengiva queratinizada (>2 mm).

Emami et al. (2009) examinaram os dados publicados sobre a eficácia das sobredentaduras implanto-suportadas mandibulares na perspetiva do paciente. Os ensaios variaram em termos de métodos de recrutamento, critérios de inclusão, tamanho da amostra, características da população, sistemas de implantes e de retenção e duração do acompanhamento. Um número limitado de estudos, bem como a falta de instrumentos sensíveis e não genéricos para medir a perceção da saúde geral, têm dificultado a transferência de conhecimentos neste domínio. Assim, são necessários mais ensaios aleatórios e controlados bem conduzidos para avaliar a verdadeira magnitude do efeito das sobredentaduras implanto-suportadas mandibulares na satisfação do paciente e na qualidade de vida relacionada com a saúde oral. Além disso, são necessários mais estudos que investiguem a relação custo-eficácia desta tecnologia.

Isaksson et al. (2009) investigaram a saúde oral e o estado dos implantes orais num grupo específico de 35 pacientes edêntulos que recebiam cuidados residenciais ou de enfermagem a longo prazo. Todos os pacientes examinados tinham próteses dentárias fixas ou amovíveis suportadas por implantes. Não foi encontrada qualquer diferença estatisticamente significativa entre os procedimentos de higiene oral efectuados pelos pacientes e pelos funcionários, no que diz respeito ao grau de inflamação oral. Os autores concluíram que a terapia com implantes orais pode ser considerada como o tratamento de escolha em pacientes idosos, mesmo quando a higiene oral não é óptima.

Serino & Strom (2009) descreveram algumas características clínicas clínicas periodontais de pacientes parcialmente edêntulos encaminhados para o tratamento de peri-implantite. Os pacientes apresentavam sinais clínicos de peri-implantite à volta de um ou mais implantes dentários e dos dentes remanescentes no mesmo maxilar e/ou no maxilar oposto, e a maioria deles tinha uma perda óssea radiográfica mínima detectada à volta da dentição remanescente. Factores locais, como a acessibilidade para a higiene oral nos locais dos implantes, parecem estar relacionados com a presença ou ausência de peri-implantite. A percentagem de implantes por indivíduos afectados pela peri-implantite foi semelhante nos pacientes fumadores e não fumadores. As construções protéticas adequadas que permitem a acessibilidade para a higiene oral à volta dos implantes são o objetivo e as lesões peri-implantares foram associadas a um controlo inadequado da placa bacteriana nos locais dos implantes, enquanto a peri-implantite foi um achado raro à volta dos implantes quando foi assegurado um controlo adequado da placa bacteriana.

Subramani et al. (2009) discutiram o biofilme nas superfícies dos dentes e dos implantes, incluindo a formação e o mecanismo patogénico, os factores determinantes relacionados com os implantes e o seu papel na formação do biofilme nos implantes dentários, bem como o seu efeito e a patologia resultante. Segundo os autores, o micro-gap implante-pilar, o design do material do pilar e as características da superfície dos implantes e pilares também desempenham um papel significativo na colonização microbiana neste local. Para além disso, a química da superfície e as características de design do implante e a configuração do pilar também desempenham um papel importante na formação de biofilme.

Cagna et al. (2011) referiram que a manutenção profissional eficaz e a higiene oral pessoal são importantes para o sucesso a longo prazo e o funcionamento confortável das restaurações dentárias assistidas por implantes. De um ponto de vista prático, a utilização de uma escova de dentes eléctrica permite ao paciente concentrar-se no movimento de escovagem de indução ideal. Os autores concluíram que a escova de dentes eléctrica é capaz de aceder a áreas de difícil acesso associadas a restaurações complexas de implantes dentários e ajuda a manter a limpeza de superfícies protéticas críticas.

Corbella et al. (2011) avaliaram os resultados de um protocolo de manutenção de implantes para implantes que suportam uma reabilitação de arcada completa. Os indivíduos foram tratados com uma reabilitação de arcada completa com carga imediata suportada por uma combinação de dois implantes inclinados o dois axiais, receberam instruções de higiene oral e foram agendadas visitas de acompanhamento a cada 6 meses durante +2 anos, e depois anualmente até 4 anos. A eficácia da utilização de dispositivos de higiene oral foi controlada em todas as visitas de acompanhamento. O acesso à higiene oral e o controlo da placa bacteriana, medido através de um índice de placa e de hemorragia, foram considerados factores importantes no desenvolvimento da doença inflamatória peri-implantar. Considerando todas as superfícies, o índice de placa foi o mesmo entre implantes inclinados e axiais. Os autores salientaram que o estado saudável da mucosa está associado ao controlo da inflamação marginal.

Vibhute & Vandana (2012) Vibhute & Vandana (2012) compararam as escovas manuais e eléctricas em relação à remoção da placa bacteriana e à saúde gengival, bem como à remoção de manchas, efeitos adversos e custo da avaliação microbiológica. Considerando as três revisões incluídas nesta revisão sistemática e meta-análise associada, os autores concluíram que as escovas eléctricas alcançam uma redução moderada da placa bacteriana e dos valores de sangramento gengival. Não houve diferença estatística entre as escovas eléctricas e as manuais. Nenhum ensaio comparou a durabilidade e a fiabilidade da utilização de escovas manuais versus escovas eléctricas e, tendo em conta o custo das escovas eléctricas, as escovas manuais continuam a ser uma opção.

Romanos & Weitz (2012) descreveram que as doenças peri-implantares são um problema comum na medicina dentária atual e que não existe um protocolo de tratamento definitivo para o seu tratamento. As modalidades de tratamento que têm sido sugeridas para o tratamento da peri-implantite podem ser alcançadas de forma não cirúrgica e cirúrgica. A terapia não cirúrgica parece ser eficaz no tratamento da mucosite peri-implantar, mas não é eficaz no tratamento da peri-implantite.

Chongcharoen et al. (2012) avaliaram a capacidade de limpeza de duas escovas interdentais (IB) na limpeza de superfícies interproximais na região posterior da boca, tanto em locais de dentes como de implantes. Foi testada a escova Circum® em forma de cintura (Topcaredent®, Suíça) com uma escova interdentária suave e reta (TePe®, Suécia). A redução do biofilme de antes para depois da utilização da IB foi altamente significativa (P < 0,0001). A aplicação do IB Circum® em forma de cintura foi mais eficaz na remoção da placa bacteriana do que a utilização de um IB reto. De acordo com os autores, isto deveu-se predominantemente ao maior efeito de limpeza da forma de cintura nos ângulos das linhas vestibular e lingual.

Real-Osuna et al. (2012) avaliaram os principais problemas referidos pelos pacientes e observados pelos profissionais após a reabilitação bucodentária com uma prótese híbrida implanto-suportada. Foram registadas as variáveis idade, sexo, número de implantes inseridos, tipo de implante e principais problemas produzidos pela prótese híbrida. A complicação mais frequente foi a mucosite, associada principalmente a uma cauda protética demasiado longa e à consequente dificuldade de realizar uma correcta higiene oral. Outra complicação foi a fratura de dentes de acrílico.

Jamcoski et al. (2012) realizaram uma revisão de literatura para transmitir ao cirurgião-dentista as orientações científicas atuais sobre a rotina e manutenção em pacientes com implante dentário endósseo. Foram apresentadas medidas de prevenção, diagnóstico diferencial e métodos corretos de tratamento das doenças peri-implantares, a fim de auxiliar na obtenção do sucesso a longo prazo dos implantes osseointegrados. Assim, os autores concluíram que a atuação da forma ativa de treino, através da deteção precoce de problemas, é a principal responsável pela sobrevivência e sucesso do tratamento de reabilitação por implante dentário endósseo.

Salvi et al. (2012) elucidaram os factores clínicos, microbiológicos e derivados do hospedeiro envolvidos na patogénese da inflamação experimental da gengiva/mucosa e compararam a sequência de resolução da inflamação em torno dos dentes e implantes após a reinstituição de um controlo mecânico ótimo da placa bacteriana. Durante 3 semanas de acumulação de placa, o índice de placa mediano e o índice gengival aumentaram significativamente nos implantes e nos dentes. Foi confirmada uma relação causa-efeito entre a formação de biofilme e a gengivite, bem como entre a formação de biofilme e a mucosite peri-implantar. Clinicamente, no entanto, 3 semanas de controlo da placa bacteriana não produziram níveis pré-experimentais de saúde gengival e da mucosa peri-implantar, indicando que são necessários períodos de cicatrização mais longos.

Zeza & Pilloni (2012) forneceram uma revisão dos dados disponíveis sobre a eficácia dos tratamentos de mucosite peri-implantar em humanos, parâmetros utilizados para o diagnóstico e avaliação do efeito do tratamento. Nenhum estudo relatou a resolução completa da mucosite perimplantar. Os autores enfatizaram a necessidade de uma base de evidências mais forte, incentivando futuros estudos sobre o tratamento da mucosite peri-implantar seguindo um protocolo baseado em evidências em relação ao desenho do estudo, tamanho da amostra, parâmetros de diagnóstico e eficácia e acompanhamento.

Lyie (2013) referiu que, para a maioria dos pacientes, a escolha de substituir os dentes por implantes dentários é um investimento significativo, tanto a nível físico como financeiro. O objetivo da higiene oral é prevenir a infeção, pelo que o doente tem de aderir ao programa de manutenção e ao regime de cuidados domiciliários. Embora ainda não tenha sido estabelecido um padrão de cuidados para a manutenção dos implantes, existem meios e estratégias eficazes para os pacientes limparem as áreas por baixo e à volta dos implantes e de várias substituições protéticas.

Gursoy et al. (2013) resumiram os desenvolvimentos relativos à terapia fotodinâmica no campo da medicina dentária. Também chamada PDT, terapia de radiação fotográfica, fototerapia ou fotoquimioterapia, foi definida como a inativação induzida pela luz de células, microrganismos ou moléculas. Foi salientado que a terapia fotodinâmica não compromete as futuras opções de tratamento para doenças recorrentes, residuais ou outra doença primária. As potenciais vantagens da PDT são A captação selectiva de fotossensibilizadores para camadas de tecido específicas, o direcionamento preciso da luz laser utilizando fibras ópticas, a ausência de cicatrizes e a necrose tecidular altamente selectiva, que é conseguida através da localização do fármaco no tecido em proliferação. A PDT parece ser capaz de reduzir a contagem de bactérias. A resistência ao tratamento não se desenvolve com tratamentos repetidos. De acordo com a literatura, a terapia fotodinâmica pode ser usada com sucesso para descontaminar a superfície do implante e, embora a TFD não substitua a terapia antimicrobiana, pode ser usada como uma ferramenta auxiliar para facilitar o tratamento de infecções orais.

A Academia Americana de Periodontologia (AAP) (2013) reviu os conhecimentos relativos à mucosite peri-implantar e à peri-implantite para ajudar os clínicos no seu diagnóstico e prevenção. Tal como acontece com muitas doenças inflamatórias, quanto mais precoce for o diagnóstico e a intervenção, melhor será o resultado do tratamento. Para esse efeito, é essencial a monitorização de rotina dos implantes dentários como parte de uma avaliação e manutenção periodontal. É importante Incluir nesta avaliação de manutenção, identificar os factores de risco associados ao desenvolvimento de doenças peri-implantares; estabelecer uma linha de base radiográfica na altura da colocação do implante e na inserção da prótese final; monitorizar a saúde do implante e estabelecer uma intervenção quando necessário.

Berechet et al. (2013) estudaram as semelhanças e diferenças entre a periodontite e a periimplantite e as correlações que podem ser estabelecidas entre essas doenças. Observaram que da mesma forma que a periodontite não tratada pode levar à perda de dentes naturais, a periimplantite pode resultar em implantes dentários, sendo a placa dentária microbiana o principal fator causador. A peri-implantite é considerada análoga aos dentes naturais da periodontite, assim como a mucosite é considerada análoga à gengivite, que afetam apenas o componente de tecido mole.

Casado el al. (2013) avaliaram se o critério sangramento à sondagem (BOP) está estritamente relacionado à doença periimplantar (PID). As regiões periimplantares de pacientes não fumadores foram avaliadas clínica e radiograficamente. Os pacientes foram divididos em 3 grupos: Grupo A (sítios saudáveis); Grupo B (mucosite); Grupo C (periimplantite). Após o diagnóstico do estado da periimplantite, 20,1% das regiões apresentaram BOP no grupo A, todas as regiões no grupo B e 19,9% no grupo C. A BOP esteve sempre presente na mucosa inflamada, mas nem sempre esteve ausente na mucosa saudável. Nem todas as regiões da periimplantite apresentaram BOP. Os autores consideraram que o BOP, por si só, não é capaz de distinguir entre a presença e a ausência de saúde periimplantar, devendo sempre ser utilizado o aspeto clínico e o aspeto radiográfico como fator de diagnóstico de doença periimplantar.

Gobbato et al. (2013) investigaram o efeito da largura da mucosa queratinizada (KMW) nos parâmetros clínicos da saúde e estabilidade peri-implantar. As análises agrupadas mostraram que o Índice Gengival, o Índice de Placa e o Índice de Placa modificado foram significativamente mais elevados no grupo com KMW <2 mm, enquanto o Índice de Sangramento modificado também foi mais elevado, mas apenas marginalmente significativo. Em contraste, a profundidade da bolsa não foi significativamente diferente entre os dois grupos. A redução do KMW à volta dos implantes parece estar associada a parâmetros clínicos indicativos de inflamação e má higiene oral. Segundo os autores, ainda não é claro se a escassez de KMW deve ser considerada um fator de risco para a perda óssea peri-implantar.

Atieh et al. (2013) estimaram a prevalência de doenças peri-implantares e determinaram os factores de risco associados ao seu desenvolvimento em pacientes que receberam tratamento com implantes orais. A análise baseada em participantes mostrou uma alta frequência de doenças peri-implantares, com 63,4% para mucosite peri-implantar e 18,8% para peri-implantite. Considerando o implante como unidade de análise, foram estimadas taxas mais baixas de 30,7% e 9,6% para mucosite peri-implantar e peri-implantite, respetivamente. Foi registada uma maior frequência de ocorrência de doenças peri-implantares nos fumadores, com uma estimativa sumária de 36,3%. A terapia periodontal de suporte pareceu reduzir a taxa de ocorrência de doenças peri-implantares.

Schar et al. (2013) compararam os efeitos clínicos adjuvantes no tratamento não cirúrgico da peri-implantite com microesferas de minociclina ou terapia fotodinâmica (PDT). Os pacientes com profundidades de sondagem (PPD) de 4-6 mm com hemorragia concomitante à sondagem (BoP) receberam desbridamento mecânico com curetas de titânio, seguido de um airpolishing com pó à base de glicina. O grupo de teste recebeu PDT adjuvante, enquanto no grupo de controlo foram administradas microesferas de minociclina localmente nas bolsas peri-implantares. O tratamento foi efectuado no início e foi repetido nos locais BoP-positivos após 3 e 6 meses. A variável de resultado primário foi a alteração no número de locais com BoP, e as variáveis de resultado secundário foram as alterações no PPD, no nível de fixação clínica (CAL) e na recessão da mucosa (REC). Após 6 meses, a resolução completa da inflamação da mucosa foi obtida em 15% dos implantes no grupo de controlo e em 30% dos implantes no grupo de teste. A PDT adjunta pode representar um tratamento alternativo para a peri-implantite inicial. Ambas as modalidades de tratamento produziram reduções comparáveis na inflamação da mucosa peri-implantar e PPD até 6 meses, no entanto, a resolução completa da inflamação não foi alcançada com nenhuma das terapias adjuvantes.

Kanao et al. (2013) determinaram as diferenças na acumulação de biofilme e compararam os efeitos do titânio e da resina composta reforçada nos tecidos moles peri-implantares e na inflamação da crista residual. Os índices de área de placa (PAIs) foram calculados nas superfícies mucosas das próteses. Para avaliar a inflamação da crista residual, o fluxo sanguíneo na mucosa foi captado com imagens bidimensionais de speckle laser. Os indivíduos foram instruídos sobre higiene oral e reavaliados após 3 meses. O PAI médio foi significativamente mais elevado nas superfícies de resina composta reforçada do que nas superfícies de titânio na primeira e segunda medições. As superfícies de resina acrílica autopolimerizável não mostraram qualquer diferença significativa quando comparadas com as de resina reforçada ou de titânio. O fluxo sanguíneo foi significativamente menor nas superfícies de titânio em contacto com a mucosa do que nas superfícies de resina composta reforçada na medição inicial. No que diz respeito ao controlo da placa, o titânio pareceu ser superior à resina composta reforçada, uma vez que as superfícies de titânio produziram inflamação da mucosa em apenas alguns casos. E o uso de resina acrílica a curto prazo foi superior ao uso de resina composta reforçada. Os autores justificaram o uso de resina acrílica a curto prazo para restaurações provisórias, pelo menos quando são utilizados cantilevers curtos.

Buxeraud (2014) salientou que os implantes são cada vez mais utilizados para substituir dentes com uma elevada taxa de sucesso. No entanto, os pacientes podem também estar expostos a complicações inflamatórias infecciosas que podem afetar os tecidos perimplantares. O principal objetivo das estratégias de prevenção deve ser o controlo da infeção, e o suporte terapêutico para o tratamento com implantes é essencial para o sucesso a longo prazo. É essencial a utilização de escovas macias, pasta dentífrica antibacteriana e colutórios com anti-sépticos associados à utilização de escovas interdentais e fio dentário.

Heitz-Mayfield & Mombelli (2014) avaliaram o sucesso dos tratamentos destinados à resolução da peri-implantite em pacientes com implantes osseointegrados. As evidências disponíveis não permitiram nenhuma recomendação específica para a terapia não cirúrgica ou cirúrgica da peri-implantite, tanto para a resolução quanto para a progressão ou recorrência da doença. Os autores apontam algumas recomendações sobre a gestão da peri-implantite, incluindo instrução de higiene oral e aconselhamento para deixar de fumar; avaliação da prótese para acesso ao controlo de placa; bochechos de clorexidina durante o período de cicatrização; cuidados de manutenção intensivos com instrução de higiene oral e remoção do biofilme supramucoso.

Murgueitio et al. (2014) relataram um protocolo para facilitar a higiene oral e a manutenção dos tecidos de suporte em pacientes que usam próteses dentárias fixas completas implanto-suportadas. Para facilitar o controlo da placa bacteriana, foram incorporados no desenho da prótese espaços que permitem a inserção de dispositivos de higiene oral. Foram colocados pequenos entalhes na resina acrílica por baixo da flange da prótese, identificando as áreas de acesso aos instrumentos e a direção fornecida, fornecendo instruções visuais aos pacientes.

Saaby et al. (2014) avaliaram a influência de potenciais factores de risco, principalmente o tabagismo e uma história prévia de periodontite, além de uma má adaptação marginal da supraestrutura indicada por discrepâncias radiográficas ou clínicas óbvias detectáveis entre a margem da supraestrutura/abutment/implante e também imitações gengivais extensas na gravidade da peri-implantite. Segundo os autores, o tabagismo e uma história prévia de periodontite foram associados a um aumento significativo (20%) da perda óssea marginal peri-implantar em comparação com os não fumadores, e os pacientes com perda de dentes devido a periodontite são caracterizados por uma maior gravidade da peri-implantite em comparação com os pacientes com perda de dentes não associada a periodontite.

Dental Nursing (2014) apontou sobre a importância de incentivar o paciente a manter baixos níveis de placa bacteriana com uma higiene oral eficaz. O autor também sugeriu que é importante educar os pacientes sobre os cuidados com seus implantes, explicando as razões para a limpeza, uma vez que o acúmulo de placa bacteriana levará à inflamação dos tecidos moles marginais e isso pode resultar em perda de osso marginal como consequência de doenças perimplantares.

Salvi & Zitzmann (2014) avaliam os efeitos das medidas preventivas anti-infecciosas na ocorrência de complicações biológicas dos implantes e na perda de implantes após um período médio de observação de pelo menos 10 anos. As profundidades de sondagem residuais no final da terapia periodontal ativa e o desenvolvimento de reinfeção durante a terapia periodontal de suporte representam um risco significativo para o aparecimento de peri-implantite e perda de implantes. A terapia da mucosite peri-implantar deve ser considerada como uma medida preventiva para o aparecimento de peri-implantite. A terapia periodontal ativa completa deve preceder a colocação de implantes em pacientes periodontalmente comprometidos. Os autores confirmaram que a adesão à terapia periodontal de suporte recomendada para pacientes total e parcialmente edêntulos produziu efeitos benéficos no que respeita à ocorrência de complicações biológicas e perda de implantes. Deve ser implementada a inscrição num programa individual de TPS com intervalos regulares e incluindo medidas preventivas anti-infecciosas.

Louropoulou et al. (2014) avaliaram várias modalidades de higiene oral mecânica em torno de restaurações suportadas por implantes em relação à saúde dos tecidos moles peri-implantares. Há uma escassez de estudos que investigam dispositivos interproximais. De acordo com os autores, não foram encontradas evidências concretas de que a escovagem eléctrica seja superior à escovagem manual, embora a escovagem eléctrica possa ajudar a ultrapassar as limitações de destreza manual e acessibilidade, e as recomendações de cuidados domiciliários se baseiem nos conhecimentos disponíveis relativamente à limpeza dos dentes naturais.

Schuldt Filho et al. (2014) avaliaram a prevalência de peri-implantite em pacientes usuários de próteses fixas implanto-suportadas que não tiveram nenhum cuidado rotineiro de manutenção. Do total de implantes, 28% apresentaram algum sinal da doença, sendo que os implantes colocados na maxila tiveram 2,98 vezes mais chances de desenvolver a doença, pois 41,33% apresentaram pelo menos um lado com peri-implantite. Níveis mais elevados de peri-implantite foram encontrados em locais onde os implantes foram posicionados com < 3 mm de distância inter-implantar. De acordo com os autores, pacientes com idade inferior a 60 anos têm maior chance de apresentar peri-implantite, e concavidades na porção interna da prótese devem ser evitadas para reduzir o acúmulo de placa e prevenir a irritação da mucosa pela limpeza prejudicada.

Bidra (2014) descreveu o tratamento não cirúrgico de um paciente com uma sobredentadura suportada por implantes maxilares que tinha uma infeção do implante dentário causada por impactação alimentar. O autor relatou o diagnóstico diferencial de impactação de cascas de sementes de girassol mastigadas no sulco periimplantar. A situação foi resolvida com sucesso em 1 semana através de irrigação local com gluconato de clorexidina a 0,12% e utilização de antibióticos sistémicos. Uma intervenção não cirúrgica neste doente permitiu um tratamento simples, conservador, económico e indolor da doença inflamatória periimplantar.

Elemek & Almas (2014) relataram várias modalidades de tratamento discutidas em relação à gestão da peri-implantite. A mucosite peri-implantar é descrita como a presença de inflamação na mucosa à volta dos implantes sem qualquer perda óssea. No entanto, a peri-implantite é uma doença inflamatória com perda de osso de suporte. As modalidades de tratamento da peri-implantite são semelhantes às utilizadas para a periodontite, centrando-se principalmente na ideia de descontaminação da superfície versus desbridamento dos dentes.

Belibasakis (2014) reviu a etiologia infecciosa e imunopatológica das doenças perimplantares e identificou semelhanças e diferenças em relação às doenças periodontais. As doenças peri-implantares são caracterizadas pela destruição inflamatória dos tecidos de suporte como resultado da formação de biofilme na superfície do implante. Segundo o autor, as doenças peri-implantares são um conjunto de "infecções orais contemporâneas" quo surgiram como resultado da instalação rotineira de implantes dentários osseointegrados. A mucosite perimplantar e a peri-implantite são análogas à gengivite e à periodontite, que afectam os dentes naturais. A composição microbiana do biofilme associado à perimplantite é muito semelhante à da periodontite, no entanto, a perimplantite é marcada por um intenso infiltrado inflamatório e resposta imunitária inata, destruição grave dos tecidos e uma taxa de progressão mais rápida. Uma exceção notável é a presença frequente de um elevado número de estafilococos e bactérias entéricas na peri-implantite. A sequência de eventos imuno-patológicos e a composição qualitativa das células imunitárias nas infecções peri-implantares são semelhantes às das infecções periodontais. As periodontites são predominantemente caracterizadas por neutrófilos, macrófagos, células T e B.

Needleman et al. (2015) actualizaram uma revisão sistemática antorior quo investigou o efeito da remoção profissional mecânica da placa bacterlana (PMPR) na prevenção de doenças periodontais. Os autores apontaram que a frequência da PMPR está associada a melhores resultados de índice de placa e sangramento e possivelmente menos perda anual de inserção. Não há nenhum benefício adicional para os resultados de placa bacteriana e sangramento gengival da PMPR em relação ao que é alcançado por instruções de higiene oral repetidas e completas. Em adultos, a PMPR, particularmente se combinada com OHI, pode alcançar maiores mudanças nas medidas de placa dentária e sangramento/inflamação gengival do que nenhum tratamento.

Ata-Ali et al. (2015) determinaram o tratamento mais eficaz para a mucosite periimplantar em pacientes com implantes dentários. A clorexidina, a administração de azitromicina e o polimento a ar com pó de glicina não se mostraram eficazes para o tratamento da mucosite peri-implantar, de acordo com a pesquisa bibliográfica. O único tratamento eficaz parece ser o uso de pasta dentífrica com 0,3% de triclosan. Os autores salientaram a importância da manutenção de um nível adequado de higiene oral.

Derks & Tomasi (2015) avaliaram a literatura científica com o objetivo de avaliar a prevalência, extensão e gravidade das doenças peri-implantares. A metaregressão mostrou uma relação positiva entre a prevalência de peri-implantite e o tempo de função e uma relação negativa entre a prevalência de peri-implantite e o limiar de perda óssea. A extensão e a gravidade das doenças peri-implantares foram raramente relatadas. Os autores salientaram que os relatórios futuros devem incluir a prevalência, a extensão e a gravidade das diferentes entidades de doença.

Romanos et al. (2015) fizeram uma revisão da literatura indexada com referência às várias intervenções terapêuticas propostas para a gestão das doenças peri-implantares. Observou-se que a terapia se centra no controlo da infeção, na descontaminação da superfície dos implantes, na regeneração dos tecidos perdidos e no controlo da placa bacteriana através do desbridamento mecânico. Foi registada uma diminuição significativa dos parâmetros clínicos da perimplantite quando foi utilizada uma modificação na topografia da superfície do implante, combinada com cirurgia ressectiva. Foi descrita uma técnica para o protocolo de tratamento da perimplantite assistido por laser. A técnica utiliza um laser para erradicar os tecidos sulculares inflamados (utilizando laser dopado com ítrio, alumínio e granada) associado à descontaminação da superfície do implante/raiz, seguida de terapia periodontal não cirúrgica (destartarização e alisamento radicular). O laser cria um coágulo sanguíneo, que permite a cicatrização da área do defeito. No entanto, são escassos os estudos clínicos controlados indexados na literatura sobre a eficácia na solução perimplantite. Os autores sugerem orientações sequenciais como: elevação de um retalho mucoperiosteal de espessura total; desbridamento mecânico da superfície do implante com instrumentos manuais seguido de descontaminação com laser de CO_2 (2-Watt, modo pulsado ou onda contínua); regeneração óssea guiada com material de enxerto específico e membrana reabsorvível; fechamento do defeito com suturas reabsorvíveis.

Gomes et al. (2015) compararam a resposta inflamatória da gengiva com a mucosa peri-implantar a um programa mecânico de controlo do biofilme supragengival-supramucoso. O controlo do biofilme foi realizado semanalmente no primeiro mês e, posteriormente, a cada 3 meses, o que beneficiou tanto os dentes como os implantes. Além disso, a manutenção dos resultados ao longo de 1 ano reforça a noção de que o controlo supramucoso é também uma ferramenta importante na manutenção da saúde em torno dos implantes dentários. Segundo os autores, estes resultados sugerem que o controlo da placa bacteriana realizado pelos pacientes sob supervisão profissional deve ser tido em conta na avaliação periodontal e na saúde perimplantar. O controlo mecânico do biofilme supramucoso melhorou substancialmente a condição perimplantar, reduzindo a necessidade de tratamentos mais complexos ou dispendiosos.

Jepsen et al. (2015) avaliaram a prevalência de doenças peri-implantares, bem como os riscos de mucosite peri-implantar. O sangramento à sondagem é uma medida clínica fundamental para distinguir entre saúde e doença; a falta de terapia de suporte regular em pacientes com mucosite peri-implantar foi associada a um risco aumentado de aparecimento de peri-implantite. De acordo com os autores, quando o tratamento com implantes é considerado, os pacientes devem ser informados sobre os riscos de doenças peri-implantares e a necessidade de cuidados preventivos. A eliminação de bolsas residuais com hemorragia à sondagem e a cessação do tabagismo devem preceder a colocação de implantes. O ajuste correto dos componentes do implante e da supraestrutura tem de ser assegurado para evitar nichos adicionais para a aderência de biofilme. A colocação de implantes e as reconstruções protéticas têm de permitir uma limpeza pessoal adequada, o diagnóstico por sondagem e a remoção profissional da placa bacteriana. Durante o recobro, os tecidos peri-implantares devem ser examinados regularmente, incluindo avaliações à sondagem, com especial ênfase na hemorragia à sondagem.

Renvert & Polyzois (2015) examinaram as evidências existentes na identificação de indicadores de risco na etiologia da mucosite peri-implantar. Os autores apontaram algumas evidências, incluindo o facto de a placa bacteriana ser um indicador de risco para a mucosite peri-implantar, bem como a diabetes e a radioterapia. O tabagismo também foi identificado como um indicador de risco independente, ao passo que a evidência geral de que a rugosidade da superfície pode desempenhar um papel na qualidade ou quantidade de placa acumulada na secção transmucosa do implante, no cimento residual, na dimensão do tecido queratinizado e no tempo de funcionamento do implante é fraca. Existem poucos dados disponíveis para apoiar as condições sistémicas como indicadores de risco para a mucosite peri-implantar.

Salvi & Ramseier (2015) avaliaram a eficácia dos protocolos de controlo de placa mecânica e/ou química administrados pelo paciente na gestão da mucosite periimplantar (PM) em pacientes parcialmente e totalmente edêntulos. A resolução completa da MP por meio de medidas administradas pelo paciente não foi relatada em nenhum estudo. A escolha das intervenções de controlo administradas pelo paciente mostrou uma grande variabilidade. A eficácia das escovas de dentes eléctricas comparada com a das escovas de dentes manuais, a eficácia de uma pasta de dentes contendo triclosan comparada com a das pastas de dentes convencionais, a eficácia de um enxaguamento, irrigação ou gel anti-sético administrado pelo paciente como adjuvante, continua por estabelecer. Além disso, as provas sobre a eficácia da limpeza interproximal administrada pelo doente são limitadas, e a administração adjuvante de antibióticos sistémicos não foi justificada nesta pesquisa bibliográfica.

Schwarz et al. (2015) efectuaram uma revisão sistemática da eficácia da remoção de placa bacteriana administrada profissionalmente (PAPR) com medidas adjuvantes na alteração dos sinais de inflamação, em comparação com a PARP isolada. A terapia adjuvante com anti-sético, antibiótico (local e sistémico) ou mecânica (ou seja, dispositivo abrasivo de ar) pode não melhorar a eficácia da PAPR na redução das pontuações BOP, GI e PD em locais com mucosite a curto prazo. Todos os estudos investigados utilizaram protocolos diferentes para a PAPR, pelo que existe uma clara necessidade de definir adequadamente um protocolo de controlo padrão para o tratamento da mucosite peri-implantar.

Park et al. (2015) investigaram métodos de descontaminação eficazes para implantes com microtrincas para tratamento regenerativo da periimplantite. A descontaminação das superfícies dos implantes foi mais eficaz no grupo que testou a irrigação salina usando um jato de água dentária com fio dental, sem alterações na morfologia da superfície do implante, bem como maiores quantidades de osso recém-formado, reosseointegração e preenchimento ósseo vertical. Os outros grupos utilizaram irrigação salina manual e apenas irrigação salina com jato de água dentária.

Ioannidis et al. (2015) investigaram a eficácia da limpeza de diferentes modalidades de tratamento, ou seja, limpeza mecânica (escova de dentes sonica) ou hidrodinâmica (irrigador oral) isoladamente e em combinação com clorexidina. Foram criados biofilmes de seis espécies em 108 discos de titânio SLA, que foram limpos da seguinte forma: escova de dentes sónica ou em combinação com uma solução de clorexidina a 0,2%; ou um gel placebo e um irrigador oral (ação hidrodinâmica) com água;

ou combinado com uma solução de clorexidina a 0,2%. Um irrigador oral combinado com clorexidina a 0,2% foi eficaz na redução de biofilmes fixados a superfícies rugosas de titânio imediatamente após a limpeza. Após uma fase de recrescimento de 24 h, os microrganismos puderam ser removidos de forma igualmente eficaz com uma escova de dentes sónica combinada com clorexidina a 0,2% e um irrigador oral com clorexidina a 0,2%.

Jolkovsky & Lyle (2015) realizaram uma revisão da literatura centrada nos resultados de segurança em ensaios microscópicos e clínicos sobre a eficácia da irrigação pulsada, também conhecida como fio dental de água. Inúmeros estudos foram feitos a respeito de sua segurança, eficácia, particularmente em relação à sua capacidade de impactar parâmetros clínicos como placa, sangramento, gengivite, profundidade de bolsa e cálculo. De acordo com os autores, o dispositivo não empurra as bactérias para a bolsa, mas consegue removê-las significativamente, melhorando os sinais clínicos de inflamação. Não há evidências de efeitos prejudiciais sobre a inserção ou o epitélio juncional; e, em alguns casos, foi relatada uma redução na profundidade da bolsa.

Sartori et al. (2016) descreveram a variedade de desenhos de próteses que podem ser oferecidas na reabilitação de mandíbulas edêntulas, como deve ser o formato interno das próteses fixas, e também um diagnóstico que pode ser aplicado antes do procedimento de implante. O procedimento pode ser muito mais seguro se o cirurgião entender o desenho das próteses que podem ser oferecidas na fase pré-implantar. Permitindo que o profissional entenda as características e limitações presentes, o que o guiará na escolha da melhor forma de tratamento. As próteses utilizadas na reabilitação dos maxilares podem ser removíveis ou fixas. Quando removíveis, as próteses podem ser de cobertura total, overdentures ou de cobertura parcial. As próteses do tipo fixa são normalmente as mais desejadas pelos pacientes com maxilares desdentados que procuram a reabilitação com implantes. Podem ter o aspeto de apenas dentes (neste caso podem ser chamadas de "próteses dentárias") ou ter o aspeto de gengivas e dentes cor-de-rosa. Todas as próteses fixas devem ter um desenho interno convexo que é essencial para garantir o acesso e a correcta limpeza. No entanto, estas próteses devem também ter um contacto muito eficaz com o rebordo para evitar a passagem de ar durante a fala e proporcionar um bom suporte labial no plano frontal e de perfil. Segundo os autores, a montagem de dentes de diagnóstico tem-se revelado uma ferramenta muito útil. Para além disso, por se tratar de um componente físico, permitirá ao paciente compreender todas as questões envolvidas e participar nas decisões.

PROPOSTA

O objetivo do presente estudo é:

Avaliar a qualidade da higiene das próteses implantossuportadas de arcada completa, verificando a condição gengival, classificando-a como saudável, com hiperemia ou supuração. Efetuar a higiene da prótese, instruir o paciente sobre os cuidados a ter em casa e reavaliar após um período de 6 meses.

Hipótese nula: Todos os pacientes terão resultados de higiene de qualidade após o tempo de espera, ou seja, do primeiro para o segundo momento, igual à primeira avaliação após a profilaxia.

Capítulo 3

seleção de voluntários

A presente pesquisa contou com 50 pacientes atendidos no programa de reabilitação com implantes dentários da Clínica de Implantes Dentários da Faculdade de Odontologia da Universidade Paranaense, portadores de próteses fixas implanto-suportadas de arcada completa, seja na maxila, na mandíbula ou em ambas.

As próteses maxilares foram fixadas em quatro ou cinco implantes interforames mentais, enquanto as próteses superiores foram fixadas em média por sete implantes. Esses pacientes tiveram seus aparelhos colocados e receberam orientações sobre como realizar a higiene bucal. O tempo de instalação e função da prótese na boca variou de 8 meses a 4 anos.

Os doentes foram convidados a participar na investigação através de contacto telefónico.

Este estudo foi realizado com a aprovação do Comitê de Ética da Faculdade São Leopoldo Mandic (CAAE: 44651615.7.0000.5774) (anexo A), e todos os sujeitos assinaram o Termo de Consentimento Livre e Esclarecido (anexo B) para que o procedimento pudesse ser realizado.

Parâmetros de avaliação

Os doentes foram avaliados em duas ocasiões distintas:

a) Fase I (baseline) - Avaliação inicial dos 50 doentes acima descritos

b) Fase F (avaliação do ponto final) - Segunda etapa do estudo,

correspondente aos mesmos 50 doentes convidados a regressar ao fim de

6 meses

para reavaliação.

Os sujeitos foram avaliados quanto à qualidade da higiene e ao estado da mucosa em contacto com a prótese e os implantes. O exame foi realizado por um único examinador, seguindo os critérios abaixo:

A mucosa em redor dos implantes foi considerada saudável se apresentasse uma cor rosa pálido, aspeto e textura uniformes, sem edema, inchaço ou resíduos e sem sinais de supuração (Figura 1).

Figura 1 - Mucosa saudável.

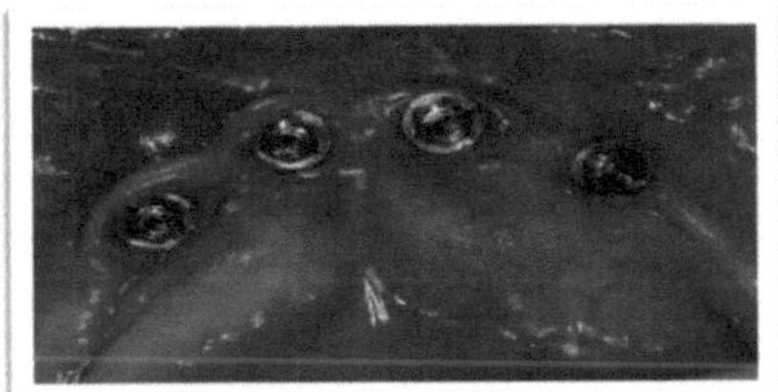

Fonte: Autoria própria.

Hiperemia das mucosas: Presença de resíduos ou bifilme, edema, eritema da mucosa ou púrpura com aspeto flácido e sangramento ao toque leve (Figura 2).

Figura 2 - Mucosa hiperémica.

Fonte: Autoria própria.

Hiperemia e supuração das mucosas: Eritema visível, espontâneo hemorragia ou supuração ao mais pequeno toque (Figura 3).

Figura 3 - Mucosa hiperémica e supurada.

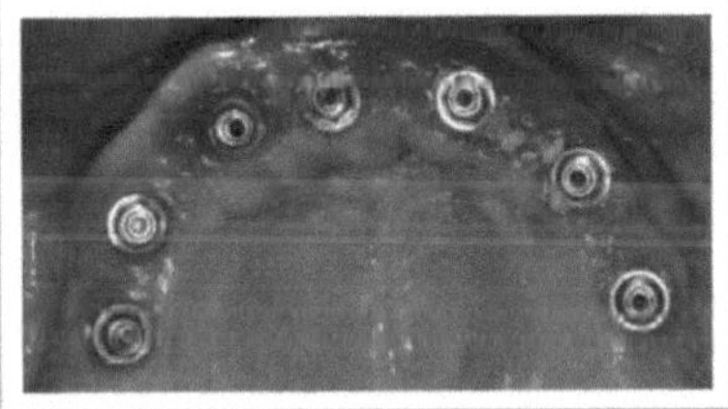

A prótese foi removida e fotografada. Foram recolhidos dados que avaliaram se a prótese estava limpa (figura 4) com presença/ausência de placa bacteriana (figura 5) e/ou cálculo (figura 6).

Figura 4 - Prótese limpa.

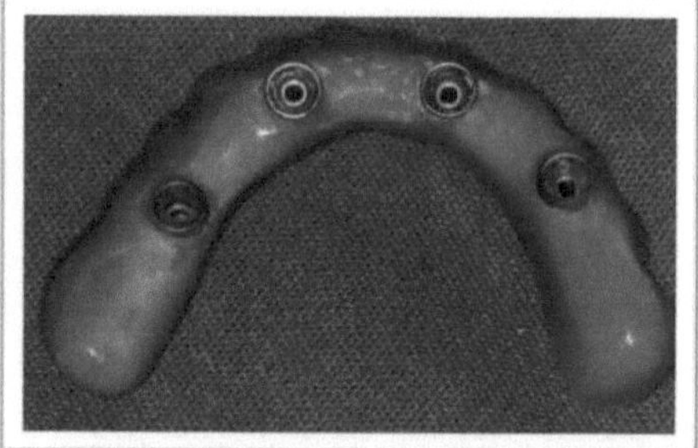

Figura 5 - Prótese com placa.

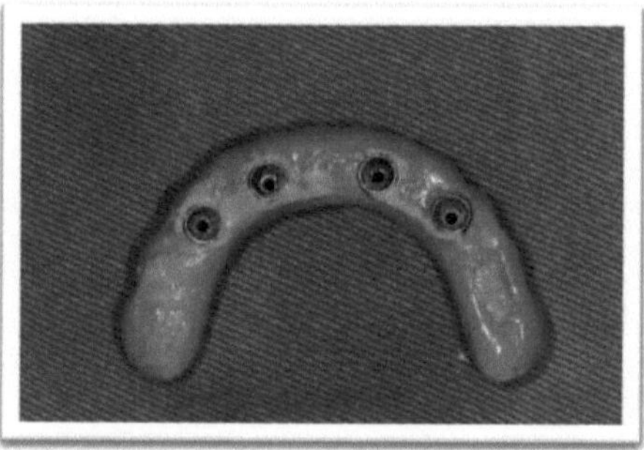

Figura 6 - Prótese com placa e cálculo.

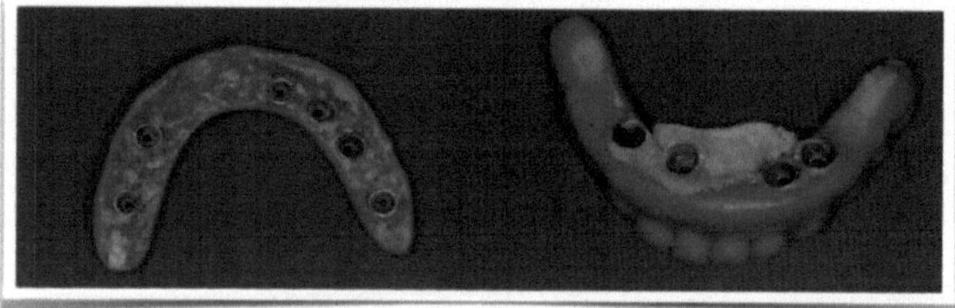

A saúde/inflamação da mucosa foi avaliada em termos de hiperemia e sangramento com supuração. Os doentes procederam à limpeza da prótese (figura 10) e foram instruídos pelo mesmo examinador sobre a forma de efetuar o controlo do biofilme.

4.1 Procedimentos clínicos

A remoção e higienização das próteses e mucosa foram realizadas no setor de Implantodontia da Faculdade de Odontologia da Unipar - Universidade Paranaense, no estado do Paraná. Os pacientes compareceram no horário marcado, onde primeiramente foi explicado o intuito da pesquisa e coletada a assinatura do TCLE (termo de consentimento livre e esclarecido) (Apêndice B). As próteses fixas foram removidas com auxílio de um torquímetro (Neodent, Curitiba, Brasil) (figura 7), e tanto a mucosa quanto a prótese foram fotografadas.

Figura 7- Chave dinamométrica.

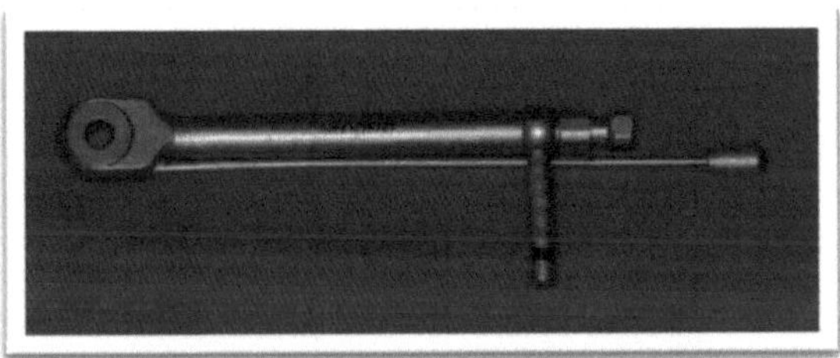

Fonte: Autoria própria.

A superfície da mucosa foi primeiro limpa com gaze humedecida, água e um enxaguatório bucal comum (Colgate, São Paulo, Brasil) (Figura 8) em pacientes que apresentavam placa bacteriana, resíduos e inflamação.

Figura 8 - Elixir bucal.

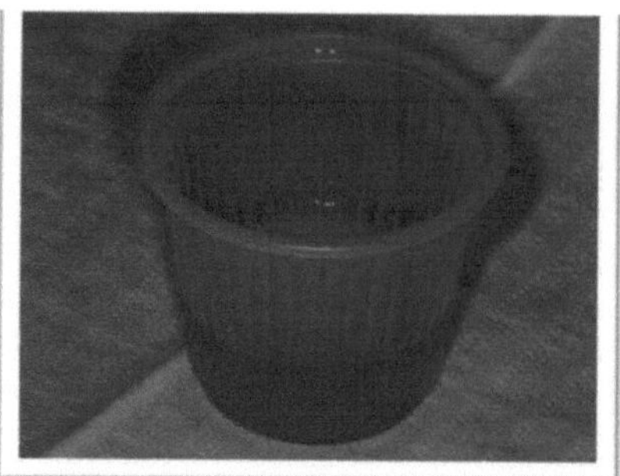

Fonte: Autoria própria.

A presença de cálculo foi verificada à volta dos pilares utilizando uma inspeção visual e uma sonda periodontal. A estabilidade dos pilares foi verificada com chaves de parafusos de aperto específicas. A osteointegração foi verificada através da mobilidade do implante à palpação, utilizando as pegas de um espelho dentário (figura 9).

Figura 9 - Controlo da osteointegração.

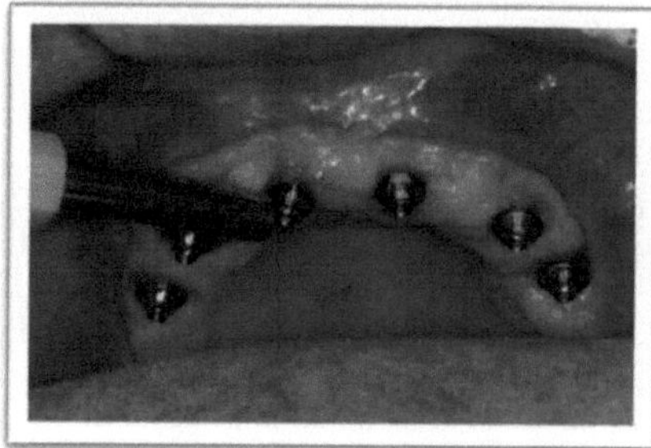

Fonte: Autoria própria.

4.2 Higiene dos componentes protéticos

A limpeza dos componentes foi realizada conforme a necessidade, sendo que em alguns casos foi necessária a remoção mecânica do cálculo com instrumentos ultra-sônicos (Dabi Atlante, Ribeirão Preto, Brasil) e em outros a raspagem manual com curetas periodontais, acompanhada de profilaxia com escovas rotatórias (DhPro, Curitiba, Brasil) e pasta profilática

(Vigodente, Rio de Janeiro, Brasil) (figura 10).

Figura 10 - Limpeza da prótese.

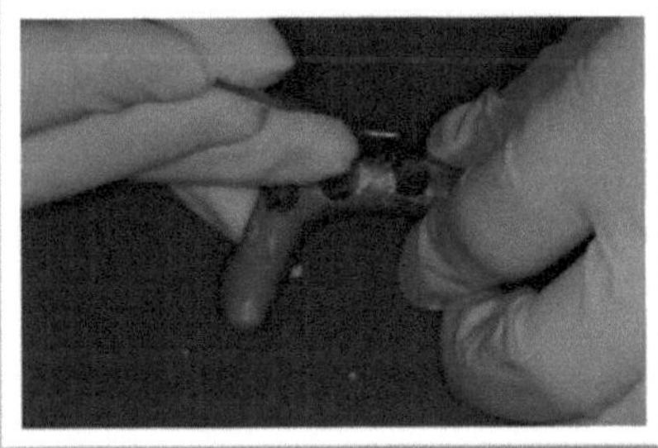

Fonte: Autoria própria.

Os componentes protéticos foram reinstalados com 20 Ncm utilizando um binário

(Neodent, Curitiba, Brasil). As entradas correspondentes aos parafusos foram seladas com fita teflon (Amanco, São Paulo, Brasil) e material de preenchimento temporário -

Bioplic (Biodinamica, Ibipora, Brasil) (figura 11) de modo a facilitar a remoção na fase de reavaliação.

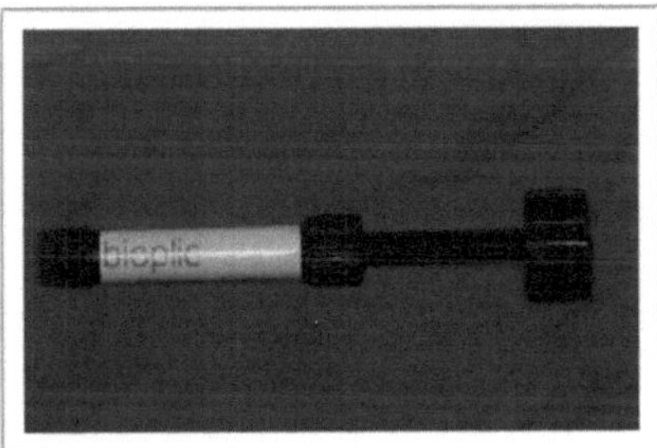

Figura 11 - Material de enchimento temporário.
Fonte: Autoria própria.

4.3 Instruções para os doentes

Os participantes que usavam um aparelho superior foram instruídos a usar o fio

dental nos espaços entre os implantes e as próteses, utilizando a ferramenta de guia do fio dental (Sanifill, São Paulo, Brasil) figuras (12 e 13).

Figura 12 - Guia do fio dental.

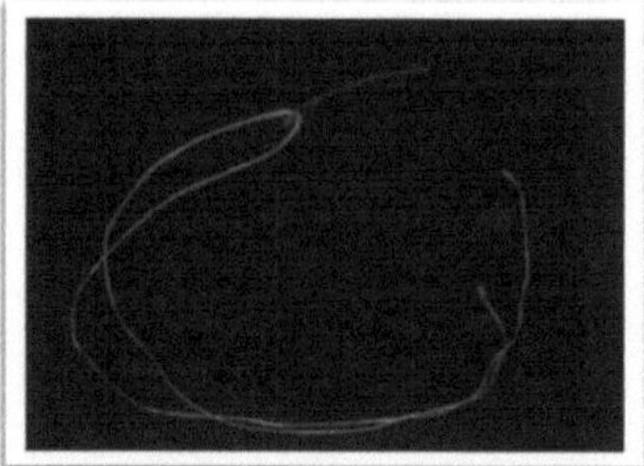

Fonte: Autoria própria.

Figura 13- Utilização da guia do fio dental.

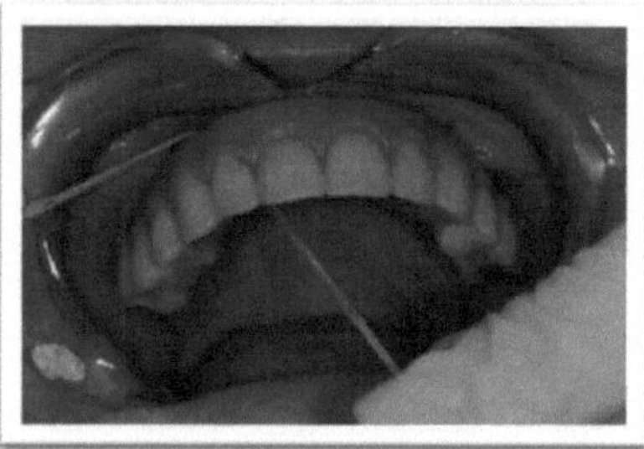

Fonte: Autoria própria.

Alguns doentes já estavam a utilizar um dispositivo de irrigação (Waterpik, Fort Collins, EUA) (Figura 14).

Figura 14 - Irrigador oral.

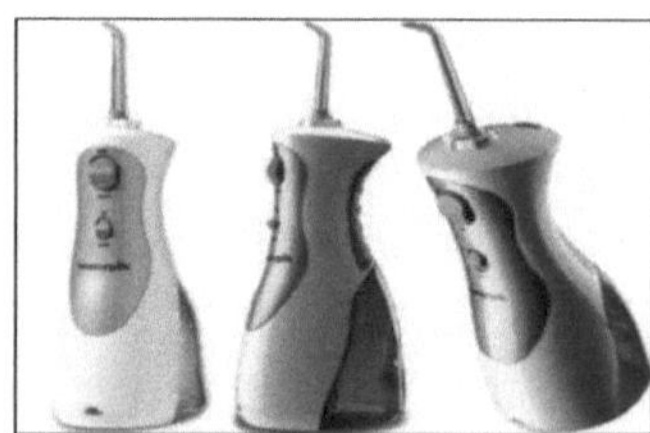

Fonte: Google Images.

Os pacientes que usavam dentaduras inferiores também foram instruídos a usar fio dental (Sanifill,

São Paulo, Brasil), escovagem interdentária (Bitufo, São Paulo, Brasil), escovas de tufo único para alguns casos, e até irrigadores orais (Waterpik, Fort Collins, EUA) para aqueles que os tinham. Figuras (15 e 16).

Figura 15 - Escovas interdentais.

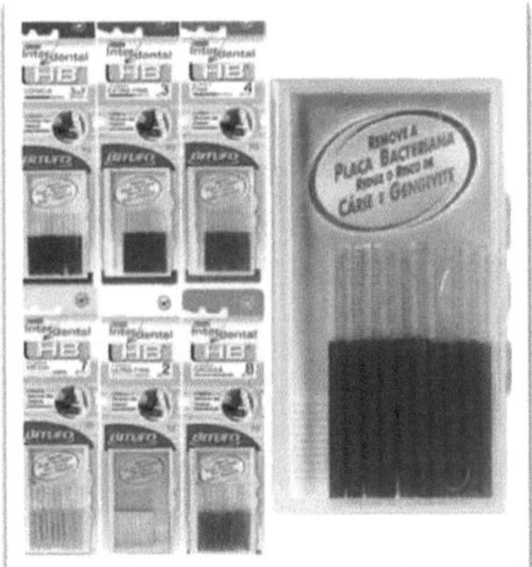

Fonte: Google Images.

Figura 16 - Utilização de escova interdentária.

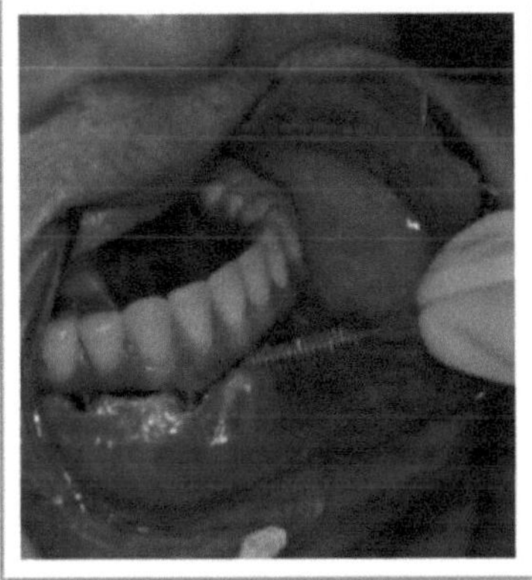

Fonte: Autoria própria.

4.4 Reavaliação

Aos 6 meses após a Instrução de higiene oral (Fase F), de acordo com o intervalo

(2008), os pacientes foram reavaliados através da remoção do aparelho para aceder às mesmas áreas avaliadas antes da orientação de higiene oral (linha de base).

Os mesmos parâmetros utilizados na Fase I foram utilizados para avaliar a

higiene da mucosa oral e da prótese na Fase F.

Após o aperto dos parafusos, as entradas foram seladas com fita teflon (Amanco, São Paulo, Brasil), adesivo e resina composta fotopolimerizável. (Llis, FGM, Joinville, Brasil).

4.5 Análise estatística

A população deste estudo observacional foi caracterizada através de variáveis independentes como sexo, idade, nível de escolaridade, tabagismo, consumo de álcool, salários, níveis de higiene (saúde protética e gengival) e método de limpeza em termos de frequências absolutas (n) e relativas (%). As associações das variáveis: Nível de higiene da prótese, saúde gengival e método de limpeza higiénico utilizado anteriormente e após as orientações de higiene foram avaliadas através do teste G-. A análise estatística foi realizada nos programas SPSS 20 (SPSS INC., Chicago, IL, EUA) e BioEstat 5.0 (Fundagao Mamiraua, Belem, PA, Brasil), adotando-se um nível de significância de 5% (a = 0,05).

Capítulo 4

RESULTADOS

Um total de 48 pacientes com reabilitação implanto-suportada de arcada completa, 15 eram do sexo masculino (31,3%) e 33 do sexo feminino (68,7%).

Dois doentes foram excluídos do estudo. Um participante foi excluído porque se mudou para outro país, e outro estava a viajar na altura da segunda entrevista. Relativamente à idade, os participantes tinham entre 40 e 75 anos (média de 55,5, desvio padrão [DP] 9,3 anos). Em termos de escolaridade, 8 pacientes (16,7%) referiram ter completado o ensino fundamental, 7 (14,6%) referiram ter completado o ensino médio, 19 participantes (39,6%) referiram ter completado o ensino médio e os restantes 14 pacientes (29,2%) tinham curso superior.

Em relação aos antecedentes sociais, 85,4% dos doentes eram não fumadores, 8,3% referiram fumar ocasionalmente e 6,3% eram fumadores regulares (Gráfico 1). O consumo regular de álcool foi referido por 4,2% dos doentes, 50,0% referiram beber ocasionalmente e 45,8% referiram não beber (Gráfico 2).

Quanto aos rendimentos, 64,6% dos doentes referiram auferir entre 1 e 3 salários mínimos (SM), 25,0% referiram auferir entre 3 e 5 SM e os restantes 10,4% referiram auferir mais de 5 SM.

Gráfico 1 - Hábito de fumar entre usuários de próteses fixas implanto-suportadas.

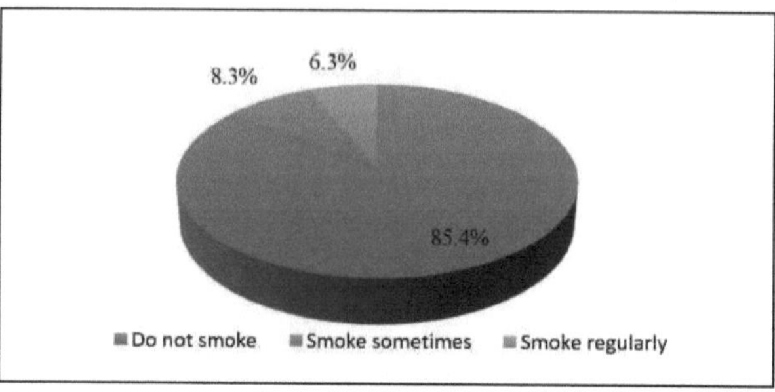

Fonte: Autoria própria.

Gráfico 2 - Consumo de álcool entre usuários de próteses fixas implanto-suportadas.

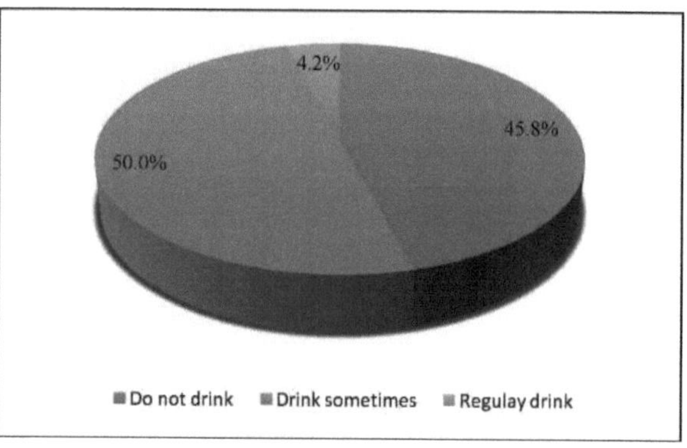

Fonte: Autoria própria.

Três dos participantes usavam próteses fixas em ambas as arcadas; assim, foram avaliados 51 aparelhos protéticos, 25 na maxila e 26 na mandíbula.

O teste G revelou que as instruções de higiene oral dadas aos pacientes causaram uma diferença estatisticamente significativa nos parâmetros de limpeza propostos para as próteses fixas da Fase I para a Fase F (P = 0,024). Observe na Tabela 1 que 5 dos 51 aparelhos protéticos (9,8%) que estavam cobertos de placa na Fase I estavam livres de placa na Fase F, embora, no geral, a proporção de placa e cálculo permanecesse inalterada da Fase I para a Fase F.

Tabela I - Distribuição das frequências absolutas (n) e relativas (%) sobre a condição de higiene dos indivíduos portadores de prótese fixa implanto-suportada, saúde gengival e método de higiene

Aspect assessed		Step		G Test
		Inicial n (%)	Final n (%)	
Prosthesis hyginization				
Free plaque and calculus		0 (0.0%)	5 (9.8%)	p = 0.024
Presence of plaque		27 (52.9%)	22 (43.1%)	
Plaque and calculus		24 (47.1%)	24 (47.1%)	
Total		51 (100.0%)	51 (100.0%)	
Gingival health				
Healthy		25 (49.0%)	27 (52.9%)	p = 0.063
with hyperemia		19 (37.3%)	23 (45.1%)	
With hyperemia and suppuration		7 (13.7%)	1 (2.0%)	
Total		51 (100.0%)	51 (100.0%)	
Method of cleansing				
Interdental brush		0 (0.0%)	18 (35.3%)	p< 0.001
Dental floss		2 (3.9%)	32 (62.7%)	
Irrigator oral (Waterpik)		25 (49.0%)	27 (52.9%)	
No cleans contact gum/prosthesis		21 (41.1%)	4 (7.8%)	
Total		48 (100.0%)	81* (100.0%)	

Legend: P values ≤ 0.05 indicate a significant difference among the initial and final step.
adotado.

*: Quantidade superior a 51 casos porque pode ter sido utilizada a mesma prótese que o método de limpeza das associações.
Fonte: Autoria própria.

A saúde gengival não apresentou alterações significativas após as instruções de higiene (P

= 0,063), embora o valor de P fosse próximo de 0,05, pode-se sugerir uma tendência para uma melhoria da saúde gengival, especialmente se considerarmos que seis dos sete casos iniciais que eram hiperémicos e supurativos no início do estudo já não o eram 6 meses após as instruções de higiene (Tabela 1).

O teste G revelou que, com a instrução de higiene, foi observada uma diferença significativa nos métodos de limpeza relatados pelos pacientes (P < 0,001). Como mostra a Tabela 1, os pacientes que não faziam uma higiene adequada no contacto entre a mucosa oral e o aparelho protético diminuíram substancialmente em 33,4% (de 41,2% para 7,8%) na Fase F. Uma proporção significativa de pacientes (35,3%) começou a usar escovas interdentais, que não tinham nenhum utilizador reportado na linha de base. Foi observado um aumento de 58,8% (de 3,9% para 62,7%) no uso de pontas guia de fio dental, que foi o maior aumento entre os métodos investigados neste estudo. A utilização do irrigador oral (Waterpik) aumentou apenas ligeiramente entre os períodos de avaliação.

Capítulo 5

DISCUSSÃO

Diferentes áreas da investigação dentária demonstram que a placa dentária desempenha um papel importante no desenvolvimento e manutenção da doença periodontal (Loe et al., 1965; Bauman et al., 1992(a); Lindhe et al., 1992; Jovanovic 1993; Ferreira et al., 2006; Belibasakis 2014; Salvi, Zitzmann 2014). Os tecidos moles e duros à volta dos implantes partilham algumas semelhanças com o periodonto, e a placa dentária desempenha um papel significativo no sucesso do tratamento com implantes dentários (Bauman et al., 1992b; Casado et al., 2013; Berechet et al., 2013).

A mucosite peri-implantar é considerada como uma inflamação induzida por uma placa confinada aos tecidos moles que rodeiam um implante sem qualquer evidência de perda óssea peri-implantar progressiva (Bauman et al., 1992a; Jovanovic 1993; Mombelli 2002; Quirynen et al, 2002; Ferreira et al., 2006; Lindhe et al.,2010; Romanos, Weitz 2012; Real-Osuna et al., 2012; Berechet et al., 2013; Lyie 2013; Buxeraud 2014; Elemek, Almas 2014; Renvert, Polyzois 2015; Jepsen et al., 2015). Em contraste, a perda óssea peri-implantar progressiva em conjunto com uma lesão inflamatória dos tecidos moles é denominada peri-implantite. Estas duas formas de doença são semelhantes à gengivite e à periodontite. (Bauman et al., 1992(b); Berechet et al., 2013; Belibasakis 2014, Elemek, Almas 2014; Saaby et al., 2014; Derks, Tomasi 2015).

No presente estudo, 48 dos 50 pacientes compareceram à segunda etapa do exame (Etapa F). 15 eram do sexo masculino (31,3%) o 33 do sexo feminino (68,7%), corroborando com outros estudos (Isaksson et al., 2009; Serino, Strom 2009; Schuldt filho et al., 2014; Saaby et al., 2014) que também relataram predomínio feminino. As condições sociodemográficas foram comparadas (idade, sexo, hábito de fumar, consumo de álcool e nível de escolaridade), e nenhuma delas se correlacionou com a condição da prótese e da gengiva, como relatado por Kanao et al. (2013). Lang et al. (1995), no entanto, relataram uma maior quantidade de placa bacteriana em pacientes com menor escolaridade.

O tratamento da mucosite peri-implantar é a única forma de prevenir o estabelecimento de peri-implantite (Zeza, Pilloni 2012; Salvi, Zitzmann 2014; Salvi, Ramseier 2015). Os cuidados de manutenção a longo prazo para grupos de alto risco são essenciais. (Vandekerckhove et al., 2004; Rasperini et al., 2008; Atieh et al., 2013; Lyie 2013; Dental Nursing 2014). O desenvolvimento de uma resposta inflamatória na mucosa peri-implantar (i.e., mucosite peri-implantar) é mais grave do que à volta dos dentes; além disso, a gengiva em contacto com os dentes responde mais rapidamente à higiene oral do que a mucosa que rodeia os implantes (Lindhe et al., 1992; Salvi et al., 2012).

No presente estudo, 41,2% dos 48 pacientes pesquisados não realizaram a limpeza adequada entre o aparelho e a mucosa oral, demonstrando que a bioimagem foi responsável pela presença de tecido em formação. A mucosite piorou entre o Estágio I e o Estágio F, embora tenha sido observada uma tendência para a melhoria da peri-implantite, uma vez que seis dos sete casos iniciais de hiperemia e supuração tinham sido resolvidos no Estágio F. De acordo com Heitz-Mayfield & Mombelli (2014), os resultados bem-sucedidos podem ser observados 12 meses após a terapia em termos de peri-implantite. Uma melhoria global dos cuidados orais é essencial no tratamento da mucosite e da peri-implantite (Mombelli 2002).

Foram efectuados vários estudos na tentativa de reduzir a adesão do biofilme à superfície do implante. A textura da superfície influencia a formação de biofilme na junção pilar/implante e na interface tecido mole/implante (Schupbach, Glauser 2007). Dependendo da textura do implante, podem ocorrer diferenças na interface entre os implantes e os tecidos (Subramani et al., 2009).

Apesar de várias estratégias de tratamento de descontaminação terem demonstrado benefícios clínicos (Gursoy et al., 2013; Schar et al., 2013), tais como a resolução da inflamação, a redução da profundidade de sondagem da bolsa e o ganho ósseo (Ata-Ali et al., 2015), ainda não existem provas convincentes para determinar um protocolo de tratamento específico para doenças peri-implantares (Jovanovic 1993; Klinge et al., 2002; Misch 2008; Romanos, Weitz 2012; Zeza, Pilloni 2012; Schwarz et al., 2015). Os anti-sépticos, os antibióticos (locais e sistémicos) e a terapia mecânica (dispositivo abrasivo a ar) não melhoraram a hemorragia à sondagem e a profundidade de sondagem em locais de mucosite a curto prazo (Jovanovic 1999; Schwarz et al., 2015).

As medições da profundidade de sondagem em gengiva clinicamente saudável, regra geral, não provocaram hemorragia, ao passo que foi registada hemorragia à sondagem na maioria dos locais de implantes saudáveis. A penetração da sonda é mais profunda à volta dos implantes do que nos dentes (Ericsson, Lindhe 1993). A presença de supuração deve ser avaliada regularmente para o diagnóstico de doença peri-implantar (Zitzmann, Berglundh 2008; Elemek, Almas 2014), incluindo radiografias (AAP 2013).

Os hábitos tabágicos e a história de periodontite são importantes para aumentar a gravidade da peri-implantite (Saaby et al., 2014; Heitz-Mayfield, Mombelli 2014; Elemek, Almas 2014). Neste estudo, 14,6% dos pacientes eram fumadores regulares e/ou ocasionais. Não foi encontrada diferença significativa entre fumantes e não fumantes para placa bacteriana, o que corrobora os achados de Corbella et al. (2011), e Serino & Strom 2009. Schuldt filho et al. (2014), relataram uma maior prevalência da doença em fumantes do que em não fumantes.

A largura do tecido queratinizado à volta dos implantes (<2 mm) está associada com parâmetros clínicos de inflamação (Gobbato et al., 2013). Será necessário um estudo prospetivo para elucidar melhor a importância da mucosa queratinizada para a saúde dos tecidos de suporte à volta dos implantes (Adibrad et al., 2009).

O presente estudo verificou que, apesar das instruções de higiene oral, a resposta inflamatória gengival esperada não foi alcançada, uma vez que no Estágio I,

37,3% dos pacientes apresentavam hiperemia, e 6 meses depois, 45,1% apresentavam hiperemia. Ferreira et al. (2006) identificaram mucosite perimplantar em 137 dos 212 pacientes acompanhados. Alguns aparelhos fixos apresentavam gengiva acrílica extensa, o que dificultava os procedimentos adequados de higiene bucal. Esse fato corrobora os estudos de Cagna et al. (2011). Segundo Sartori et al. (2016) todas as próteses implantossuportadas de arcada total devem ter desenhos internos convexos, essenciais para o acesso e higiene.

As associações entre a escovagem, o uso do fio dentário e as consultas regulares de cuidados dentários são geralmente positivas (Lang et al., 1995). Tanto os implantes como os dentes responderam à terapia de remoção mecânica do biofilme e apresentaram níveis semelhantes de biofilme, inflamação marginal e profundidade de sondagem (Gomes et al., 2015). A remoção profissional da placa bacteriana resultou numa maior redução do biofilme e da hemorragia gengival em comparação com a ausência de tratamento (Needleman et al., 2015).

Para aumentar a eficácia da limpeza, deve ser pensado um espaçamento adequado para permitir o acesso para a higiene (Moon, Marrero 2001). Marcações visuais de acesso e inserção do instrumento de limpeza na prótese facilitam a higiene oral. (Murgueitio et al., 2014).

Os pacientes têm dificuldade em usar o fio dental na sua prótese e este fator não está relacionado com a idade, sexo, nível educacional e estatuto socioeconómico. Os clínicos devem decidir, numa base individual, se a qualidade do fio dentário necessária é alcançável (Berchier et al., 2008). Embora a eficácia da limpeza interproximal pelo paciente seja limitada (Salvi, Ramseier 2015), neste estudo, o uso de pontas de guia de fio dental mostrou o maior aumento na aceitação. Uma proporção significativa (35,3%) também começou a usar escovas interdentais, que não tinham sido mencionadas na Fase I.

Cerca de 25 pacientes possuíam um dispositivo de irrigação oral e referiram utilizá-lo como único método de limpeza. A utilização de um jato de água combinada com o uso de fio dentário em implantes de microfios é segura e eficaz (Park et al., 2015; Jolkovsky, Lyle 2015). De acordo com Chongcharoen et al. (2012), ambas as formas de escovas interdentais removeram mais biofilme do que o fio dentário.

A escovagem dentária eléctrica foi considerada superior às escovas manuais apenas pelo facto de exigirem menos destreza manual. De acordo com Vibhute e Vandana (2012), não houve diferença significativa entre elas em relação à qualidade da higiene. Cerca de 0,12% de clorexidina pode ser usada em combinação com terapia mecânica para o tratamento da mucosite (Porras et al., 2002; Bidra 2014; Ioannidis et al., 2015).

A terapia com implantes dentarios deve ser considerada como um tratamento de escolha em pacientes idosos, mesmo que a higiene oral seja sub-óptima (Isaksson et al., 2009). Neste estudo, a idade média dos pacientes foi de 58,7 ± 9,3 (SD) anos (variação de 40-75 anos). A grande maioria dos pacientes não é idosa, mas a procura de estética e função oral/facial encorajou-os a procurar restaurações suportadas por implantes. Segundo Emami et al. (2009) as próteses implanto-suportadas representam uma melhoria na qualidade de vida dos pacientes edêntulos em relação às próteses totais convencionais, pois oferecem vantagens estéticas, psicológicas e funcionais. No entanto, uma série de complicações mecânicas, fonatórias e infecto-inflamatórias têm sido observadas com o uso desse tipo de prótese (Real-Osuna et al. 2012), além disso, há um difícil controle de placa bacteriana (Kanao et al 2013). Segundo Belibasakis (2014) a ausência de ligamento periodontal em implantes osseointegrados representa uma desvantagem, tendo em vista que a barreira física proporcionada pelo ligamento nos dentes naturais é reduzida, favorecendo a invasão bacteriana no tecido perimplantar submucoso.

O presente estudo seguiu o protocolo de limpeza clínica proposto: Utilização combinada de dispositivos eléctricos na remoção de placa bacteriana das superfícies protéticas, curetas manuais de teflon para remoção de cálculo dos implantes e curetas metálicas para as próteses, e utilização de fio dentário para remoção completa de placa bacteriana e cálculo das faces mesial e distal dos implantes inclinados. Para os cuidados orais em casa, os doentes foram instruídos para a utilização de escovas macias ou médias nas superfícies das próteses ou dos dentes, escovas interdentais de dimensões variadas, fio dentário e, como terapia adjuvante, irrigadores orais para aqueles que os possuíam.

Os presentes dados mostraram que a limpeza não foi afetada pelo nível de educação, mas pela preferência por estratégias de limpeza mais rápidas que exigiam pouca dedicação. Assim, o incentivo ao paciente para um controlo ideal do biofilme deve ser realizado desde o momento do planeamento da reabilitação implanto-suportada até à colocação do implante e às visitas de acompanhamento de manutenção (Castro JR et al., 2006; Jamcoski et al., 2012).

CONCLUSÃO

Em conclusão, a remoção do biofilme é um fator chave para a saúde peri-implantar e a educação do doente deve começar na primeira consulta, promovendo a ideia de que um tratamento bem sucedido com implantes dentários é um conjunto de passos cuidadosamente planeados que incluem o dentista como prestador e educador e o doente como mantenedor de medidas adequadas de controlo da placa bacteriana.

- Em relação à qualidade da limpeza observada nas próteses fixas implanto-suportadas no Estágio I, foi notável que os pacientes não realizaram uma higiene adequada na área de contato entre a mucosa oral e as próteses; e um número significativo de pacientes relatou não ter informações sobre como deveriam limpar essa área. A qualidade da higiene estava muito abaixo dos padrões aceitáveis, de modo que a presença de biofilme, cálculo e pseudomembrana estavam presentes em grande quantidade.

Após a limpeza da prótese e da mucosa, os pacientes receberam instruções de higiene oral adequadas, o que teve um impacto global positivo, embora a presença de biofilme no aparelho protético não tenha sido significativamente reduzida na Fase F, mas os pacientes começaram a limpar a área de contacto implante/gengiva, o que não acontecia antes das instruções de higiene oral.

A hipótese nula foi rejeitada, uma vez que os resultados da qualidade da higiene após o tempo de espera, ou seja, do primeiro para o segundo momento, não foram os mesmos que a primeira avaliação após a profilaxia.

REFERÊNCIAS

Adibrad M, Shahabuei M, Sahabi M. Significância da largura da mucosa queratinizada no estado de saúde do tecido de suporte à volta de implantes que suportam sobredentaduras. J Oral Implantol 2009;35(5):232-7.

Associação Dentária Americana. Centro de recursos de políticas de saúde. O futuro da medicina dentária: A visão de hoje, a realidade de amanhã. Associação Dentária Americana, 2001.

Ata-Ali J, Ata-Ali F, Galindo-Moreno P. Tratamento da Mucosite Periimplantar: Uma revisão sistemática de ensaios clínicos aleatórios controlados. Implant Dent 2015;24:13-18.

Atieh MA, Alsabeeha NHM, Faggion Jr CM, Duncan WJ. A frequência das doenças peri-implantares: Uma Revisão Sistemática e Meta-Análise. J Periodontol 2013;84(11):1586-98.

Bauman GR, Mills M, Rapley JW, Hallmon WW. Parâmetros clínicos de avaliação durante a manutenção de implantes. Int J Oral Maxillofac Implants1992;7:220-27 (a).

Bauman GR, Mills M, Rapley JW, Hallmon WW. Inflamação induzida pela placa bacteriana à volta dos implantes. Int J Oral maxillofac Implants1992;7:330-37(b).

Belibasakis GN. Aspectos microbiológicos e imuno-patológicos das doenças peri-implantares. Arch Oral Biol 2014;59:66-72.

Berchier CE, Slot DE, Haps S, Van der Weijden GA. A eficácia do fio dentário para além da escova de dentes na placa bacteriana e nos parâmetros da inflamação gengival: uma revisão sistemática. Int J Dent Hygiene 2008;6:265-79.

Berechet, CA; Iona§cu, AM, STrbu V, STrbu I. Peri-implantite versus Periodontite - semelhanças e diferenças. Revisão da literatura. Revista Romana de Stomatologie. 2013; 59(1):32.

Bidra AS. Tratamento não cirúrgico da doença inflamatória periimplantar causada por impactação alimentar: Um relatório clínico. J Prosthet Dent 2014;111:96-100.

Buxeraud J. Implants dentaires: suivi et hygiene sont indispensables. Actualites pharmaceutiques 2014, 537 (53):45-7.

Cagna DR, Massad JJ, Daher T. Utilização de uma escova de dentes eléctrica para a higiene de próteses implanto-suportadas edêntulas. Compend Contin Educ Dent 2011;32(4):84 8.

Casado PL, Villas-Boas R, Silva LCL, Andrade CFC, Bonato LL, Granjeiro JM. O sangramento à sondagem é um diagnóstico diferencial entre saúde e doença periimplantar? Braz J Oral Sci 2013;12(2):95-9.

Castro Jr OV de Carvalho M de M, Kobayashi AS. Nivel de conhecimento de pacientes portadores de proteses totais sobre os cuidados posteriores a instalaqao. PCL 2006;8(39)37-42.

Chongcharoen N, Lulic M, Lang NP. Eficácia de diferentes escovas interdentais na limpeza das superfícies interproximais dos dentes e implantes: um estudo aleatório controlado, duplamente cego e cruzado Clin Oral Impl Res 2012;23:635-40.

Corbella S, Del Fabbro M, Taschieri S, De Siena F, Francetti L. Avaliação clínica de um protocolo de manutenção de implantes para a prevenção de doenças peri-implantares em pacientes tratados com reabilitações de arcada completa com carga imediata. Int J Dent Hygiene 2011;9:216-22.

Derks J, Tomasi C. Saúde e doença peri-implantar. Uma revisão sistemática da epidemiologia atual. J Clin Periodontol 2015;42(16):158-71.

Elemek E, Almas K. Peri-implantite: Etiologia, diagnóstico e tratamento. Uma atualização. N Y State Dent J 2014;80(1):26-32.

Emami E, Heydecke G, Rompre PH, De Grandmont P, Feine JS. Impacto do suporte de implantes para próteses mandibulares na satisfação, qualidade de vida relacionada com a saúde oral e geral: uma meta-análise de ensaios aleatórios controlados. Clin Oral Implants Res 2009;20(6):533-44.

Ericsson I, Lindhe J: Profundidade de sondagem em implantes e dentes. Um estudo experimental no cão. J Clin Periodontol 1993;20:623-27.

Ferreira SD, Silva GLM, Cortelli JR, Costa JE, Costa FO. Prevalência e variáveis de risco para doença peri-implantar em indivíduos brasileiros. J Clin Periodontol 2006;33:929-35.

Gobbato L, Avila-Ortiz G, Sohrabi K, Wang CW, Karimbux N. O Efeito da Largura da Mucosa Queratinizada na Saúde Peri-implantar: Uma revisão sistemática. Int J Oral Maxillofac Implants 2013;28(6):1536-45.

Gomes SC, Corvello P, Romagna R, Muller LH, Angst PDM, Oppermann RV. Como é que a mucosite peri-implantar e a gengivite respondem ao controlo do biofilme supragengival - um estudo de coorte longitudinal intra-individual. Eur J Oral Implantol 2015;8(1):65-73.

Gursoy H, Ozcakir-Tomruk C, Tanalp J, Yilmaz S. Terapia fotodinâmica em medicina dentária: uma revisão da literatura. Clin Oral investig 2013;17(4):1113-25.

Heitz-Mayfield LJA, Mombelli A. A Terapia da Peri-implantite: Uma revisão sistemática. Int J Oral Maxillofac Implants 2014;29:325-45.

Ioannidis A, Thurnheer T, Hofer D, Sahrmann P, Guggenheim B, Schmidlin PR. Dispositivos de cuidados domiciliários mecânicos e hidrodinâmicos para limpar superfícies de implantes rugosas - um estudo in vitro de biofilme de poliespécies. Clin Oral Impl Res 2015;26:523-28.

Isaksson R, Becktor JP, Brown A, Laurizohn C, Isaksson S. Saúde oral e estado dos implantes orais em pacientes edêntulos com próteses dentárias suportadas por implantes que estão a receber cuidados de enfermagem a longo prazo. Gerodontologia 2009;26:245-49.

Jamcoski VH, Faot F, Woyceichoski I, Hara Jr M. Importancia da orientaqao e acompanhamento de pacientes portadores de proteses implantossuportadas com enfoque nas lesoes perimplantares. J Ilapeo 2012;6(3):142-50.

Jepsen S, Berglundh T, Genco R, Aass AM, Demirel K, Derks J, et al. Prevenção primária da periimplantite: gestão da mucosite peri-implantar. J Clin Periodontol 2015;42(16):S152-S157.

Jolkovsky DL, Lyle DM. Segurança de um Flosser de Água: Uma revisão da literatura. Compêndio 2015;36(2):146-49.

Jovanovic SA. A gestão da degradação peri-implantar em torno de implantes dentários osseointegrados funcionais. J Periodontol 1993;64:1176-83.

Jovanovic SA. Resposta do tecido peri-implantar a insultos patológicos. Adv Dent Res 1999;13:82-86.

Kanao M, Nakamoto T, Kajiwara N, Kondo Y, Masaki C, Hosokawa R. Comparação da acumulação de placa bacteriana e do fluxo sanguíneo nos tecidos moles com a utilização de próteses fixas suportadas por implantes de arcada completa com superfícies mucosas de diferentes materiais: um estudo clínico aleatório. Clin Oral Impl Res 2013;24:1137-43.

Klinge B, Gustafsson A, Berglundh T: Uma revisão sistemática do efeito da terapia anti-infecciosa no tratamento da peri-implantite. J Clin Periodontol 2002;29(3):213-25.

Lang WP, Ronis DL, Farghaly MM. Preventive Behaviors as Correlates of Periodontal Health Status (Comportamentos Preventivos como Correlatos do Estado de Saúde Periodontal). J Public Health Dent 1995;55(1):10-17.

Lindhe J, Lang NP, Karring T. Tratado de Periodontia Clinica e Implantologia, 5ª Ed. Rio de Janeiro: Gen-Guanabara Koogan, 2010. P.988-97.

Lindhe J, Berglundh T, Ericsson I, Liljenberg B, Marinello C. Quebra experimental dos tecidos peri-implantares e periodontais. Um estudo num cão beagle. Clin Oral Impl Res 1992;3(1):9-16.

Loe H, Theilade E, Jensen SB. Experimental gingivitis in man. J periodontol 1965;36:177-87.

Louropoulou A, Slot D, Van der Weijden F. Higiene oral mecânica auto-realizada de restaurações suportadas por implantes: uma revisão sistemática. J Evid Base Dent Pract 2014;14(1):60-9.

Lyie DM. Manutenção de implantes: Existe uma abordagem ideal? Compêndio 2013;34(5):386-88.

Misch CA. In:Implante não e dente: Uma comparação de índices periodontais. Misch CA. Implantes dentais contemporaneos. 3 ed.. Rio de Janeiro: Elsevier; 2008. p. 1066-70.

Mombelli A. Microbiologia e terapia antimicrobiana da peri-implantite. Periodontologia 2000 2002;28:177-89.

Moon MG, Marrero R. Modificação higiénica da superestrutura do implante. J Prosthet Dent 2001;9(2):206.

Murgueitio R, Dussan J, Rios H, Avila-Ortiz G. Etiquetas visuais para facilitar a higiene em torno de próteses dentárias fixas completas suportadas por implantes. J Prosthet Dent 2014;112(6):1588-90.

Needleman I, Nibali L, Di Iorio A. Remoção profissional mecânica da placa bacteriana para prevenção de doenças periodontais em adultos - atualização da revisão sistemática. J Clin Periodontol 2015;42(16):S12-S35.

Park SY, Kim KH, Shin SY, Koo KT, Lee YM, Chung CP, et al. Métodos de descontaminação utilizando um jato de água dentária e fio dentário para fixações de implantes com micro rosca no tratamento regenerativo da periimplantite. Implant Dent 2015;24:307-16.

Porras R, Anderson GB, Caffesse R, Narendran S, Trejo PM. Resposta clínica a 2 regimes terapêuticos diferentes para tratar a mucosite periimplantar. J Periodontol 2002;73(10):1118-25.

Quirynen M, De Soete M, van Steenberghe D. Riscos infecciosos para implantes orais: uma revisão da literatura. Clin Oral Impl Res 2002;13:1-19.

Rasperini G, Pellegrini G, Cortella A, Rocchietta I, Consonni D, Simion M. A segurança e aceitabilidade de uma escova de dentes eléctrica na mucosa peri-implantar em pacientes com implantes orais em áreas estéticas: um estudo de coorte prospetivo. Eur J Oral Implantol 2008;1(3):221-28.

Real-Osuna J, Almendros-Marques N, Gay-Escoda C. Prevalência de complicações após a reabilitação oral com próteses híbridas implanto-suportadas. Med Oral Patol Oral Cir Bucal 2012;17(1):116-21.

Renvert S, Polyzois I. Indicadores de risco para mucosite peri-implantar: uma revisão sistemática da literatura. J Clin Periodontol 2015;42(16):S172-S186.

Romanos GE, Weitz D. Terapia das doenças peri-implantares. Onde está a evidência? J Evid Based Dent Pract 2012;12(1):204-08.

Romanos GE, Javed F, Delgado-Ruiz RA, Calvo-Guirado JL. Doenças peri-implantares. Uma revisão das intervenções de tratamento. Dent Clin N Am 2015;59:157-78.

Saaby M, Karring E, Schou S, Isidor F. Factores que influenciam a gravidade da peri-implantite. Clin Oral Impl Res 2014;0:1-6.

Salvi GE, Ramseier CA. Eficácia dos protocolos de controlo da placa bacteriana mecânica e/ou química administrados pelo paciente na gestão da mucosite peri-implantar. Uma revisão sistemática. J Clin Periodontol 2015;42(16):S187-S201.

Salvi GE, Zitzmann NU. Os efeitos das medidas preventivas anti-infecciosas na ocorrência de complicações biológicas de implantes e perda de implantes: uma revisão sistemática. Int J Oral Maxillofac Implants 2014;29:292-07.

Salvi, GE, Aglietta M, Eick S, Sculean A., Lang NP & Ramseier CA. Reversibilidade da mucosite peri-implantar experimental em comparação com a gengivite experimental em humanos. Clin Oral Implants Res 2012;23:182-90.

Sartori IADM, Sartori EM, Uhlendorf Y, Gurgel AC. Reabilitaqao de Maxilas com Implantes: Importancia do Diagnostico Protetico Previo. Int J Oral Maxillofac Implants 2016;1(1)74-101.

Schar D, Ramseier CA, Eick S, Arweiler NB, Sculean A, Salvi GE. Terapia anti-infecciosa da peri-implantite com administração local adjuvante de medicamentos ou terapia fotodinâmica: resultados de seis meses de um ensaio clínico prospetivo randomizado. Clin Oral Implants Res 2013;24(1):104-10.

Schuldt Filho G, Dalago HR, Oliveira de Souza JG, Stanley K, Jovanovic S, Bianchini MA. Prevalência de peri-implantite em pacientes portadores de próteses fixas implanto-suportadas. Quintessence Int 2014;10:861-68.

Schupbach P, Glauser R. A arquitetura de defesa da mucosa periimplantar humana: um estudo histológico. J Prosthet Dent 2007;97(6):15-25.

Schwarz F, Becker K, Sager M. Eficácia da remoção de placa bacteriana administrada profissionalmente com ou sem medidas adjuvantes para o tratamento da mucosite peri-implantar. Uma revisão sistemática e meta-análise. J Clin Periodontol 2015;42(16):S202-S213.

Serino G, Strom C. Peri-implantite em pacientes parcialmente edêntulos: associação com um controlo inadequado da placa bacteriana. Clin Oral Impl Res 2009;20:69-174.

Subramani K, Jung RE, Hammerle CHF. Biofilme em implantes dentários: Uma revisão da literatura. Int J Oral Maxillofac Implants 2009;24:616-26.

Academia Americana de Periodontologia. Mucosite peri-implantar e periimplantite: uma compreensão atual dos seus diagnósticos e implicações clínicas. J Periodontol 2013;84(4):436-43.

A importância de uma boa higiene oral para a manutenção dos implantes. Enfermagem Dentária 2014;10(10):568-72.

Vandekerckhove B, Quirynen M, Warren PR, Strate J, van Steenberghe D. A segurança e eficácia de uma escova de dentes eléctrica nos tecidos moles em pacientes com próteses fixas suportadas por implantes. Clin Oral Invest 2004;8:206-10.

Vibhute A, Vandana KL. The effectiveness of manual versus powered toothbrushes for plaque removal and gingival health: A meta-analysis. J Indian Soc Periodontol 2012;16(2):156-61.

Zeza B, Pilloni A. Tratamentos da mucosite peri-implantar em humanos: uma revisão sistemática. Annali di Stomatologia 2012;III(3/4):83-9.

Zitzmann NU, Berglundh T. Definição e prevalência de doenças peri-implantares. J Clin Periodontol 2008;35(8):286-91.

APÊNDICE A - COMITÉ SOBRE A EXPERIMENTAÇÃO HUMANA

ESJSSк*0
VdF

■CENTRO DE PTIS-
GRADUAL AO SAO LEO FOLD O C
MANDIC/FAC. DE ODONTO/SP ™

PAH EC ER CONSUBSTANCIADO DO CEP

DADOS DO PROJECTO **DE** PE5DLHSA

TtM fl da Peaqtlu; Амаïвфао cinc-s ca h^ieriiafSo tie prfrteaee Itxa aotre knplantee
Pesquledor: Зïкиґй Кгая
Área Tematlca:
ПнйОï В
САДЕ: ^51615.7. КСЮ.537'1
ШНШрЯй Proponentes CENTRO DE P6SQUI5AS DDDNTQLMICAS SAO LEOFOLDO МАЛ DIG SS
PalrMinador Principal: RnaiticlamertoFrfiprto

DADOS DO PARECER

Ndtnero do Parectr: 1/130344
Dados da RelatMia: 2МИЁ1И5

Apffieantaf&o da ftrofata:
Tralfi-sa da ин esLudactaaaruaclcfial para wrtteaf орти da Mglanteaffid da рюккоiба aatn Implanla a &
fiorkS(£fl gangHral atraufta ca ramopflo a risualluqfic de "nбaa.

Objetivo da Pwquiaa:
□ dbjatftc dBBM adiMb загй vartfcar a qualidade   dace prciocoiи войта knpilanla a a
"иисйр&o pangtvBI аiгяийв da гепю^Жй a riBuallzapfld da arntjaa.

ANBflacfledoa Пама a Banatfeldi:
AdequadM

CcrfiienliriDB a Contidafapflaa мАга a Peaqulaa:
Oa райгтеïгсв laram телГюr lust^cadoa, Рен сило о pflmaa anoslral.

СопаИвмфДа actb<e oa Tarmsa da арнмлIар3й dbrlgatdtia:
Adequação.

НеаниапОарйм:

CtHiduetiaa ou Pend£neias e **LiBia** da kwAqua^kaai
Sam pantifinciaa

fnrtiimi;n' AlB JtnA №СЬА|Н^ЯЙa N*>3
Вйirnl. inr: **СЕР ДЛ*1-73в**
UF. EP   MJH **ClpiD.** ACAMPAMENTOS
Тойïcni. (ЬП|ЗЫВ3М;   Fвк. |1S)3211 3Мй   **Eтыl.** CDpWslrftbidcodiilx

---

Iр w

■ |йоCEN TRO DE РЙ&-
ESUSJSf* G RAD UAQ AO SAO LEOPOLD O v J O''''''''''* MANDIC/FAC.
DEODONTO/SP

Р.ни<с- I ДО фы

Sltuaffla do Рансаг:

Apravafio

MKBUfa Лргміа^йо da CQHEP:

Nto

СапаИвнфДм Finals- a critério **do C** EP:

□ ptEquisador deva atoniar qua a projela da paetpilsa a reza da par ado CEF rafare-за ao pr-oiocala subnebda ран avalia^&o, licando eata isenla ce to-гаврагиаb dada medlante pe&cuihaa |A reaflzadaa. Рйіаг'ін, canftjnna a HesolL^&o CHS n. 4&6.'12. a peficuiaaJw A ізврсхіаймві per 'deservalver o projato **canFoT№** dallrwady, e , pa caea hauver ateHfflo naaaa projtlD. ash CEP dauart awdffnuntcado am amanda via Piaiaiar'rïia Broad, para nova avaliapSa. Dianw сяа сопвфйва prapoaiaa, arwlai kxtea ав jtislAcatlvaa e deear^fid dag сагтщОав его dooanenta ern апаяа (Ward ou pdlj, аайи сопи Гнигрогш eg mudansaa no Dorpa da Irabalho. tarito nos aanpaa da Pta1afc "na quanta no arquivo do prajala №■! anaxada.

CAMPINAS, ZBda Junha ce 2C1S

Aaslnadapor:
Fabiacia MantO'/ari Сотая Franca
(CaardenadaH

TERMO DE CONSENTIMENTO LIVRE E ESCLARECIDO
PARA OBTENQAO E UTILIZAQAO DE IMAGENS
PACIENTES ADULTOS E INDEPENDENTES

Eu,, RGn   .,

residentena

Av./Rua n.,complemento,

Bairro, na cidade de-Estado de, por meio deste Termo de Consentimento Livre e Esclarecido, CONSINTO que a

DRa CRO, residente na

Av./Rua n.,Bairro Cidad

e Estado Email T elefone____

, tire fotografias, faga videos e outros tipos de imagens e registros de mim, sobre o meu caso clinico. Consinto que essas imagens bem como as informagoes relacionadas ao meu caso clinico sejam utilizadas para finalidade didatica (aulas, paineis cientificos, palestras, conferencias, cursos, congressos), resguardando a minha identidade e o que possa fazer com que eu seja reconhecido.

Consinto tambem que as imagens de meus exames, como radiografias, tomografias computadorizadas, ressonancias magneticas, ultrassons, eletromiografias, histopatologicos (exame no microscopio da pega cirurgica retirada) e outros, sejam utilizados e divulgados.

Este consentimento pode ser revogado, sem qualquer onus ou prejuizo a minha pessoa, a meu pedido ou solicitagao, desde que a revogagao ocorra antes da publicagao. Este consentimento e instituido por prazo indeterminado.

Fui esclarecido de que nao receberei nenhum ressarcimento ou pagamento pelo uso das minhas imagens e tambem compreendi que o profissional/equipe acima discriminado, que me atende e atendera durante todo o tratamento proposto, nao tera qualquer tipo de ganhos financeiros/comerciais com a exposigao da minha imagem nas referidas publicagoes. Tambem fui esclarecido de que a minha participagao ou nao nestas publicagoes nao implica em alteragao do direito a mim conferido em continuar o tratamento odontologico adequado proposto e aceito inicialmente.

Cascavel,de de

Assinatura do paciente   Assinatura do profissional Responsável

RG:_____________________   RG:

CPF:_____________________   CPF:

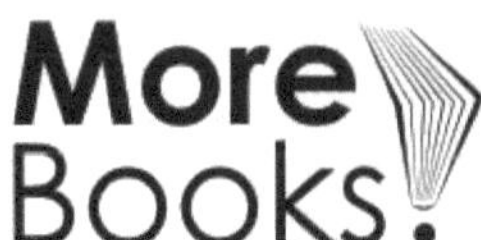

More
Books!

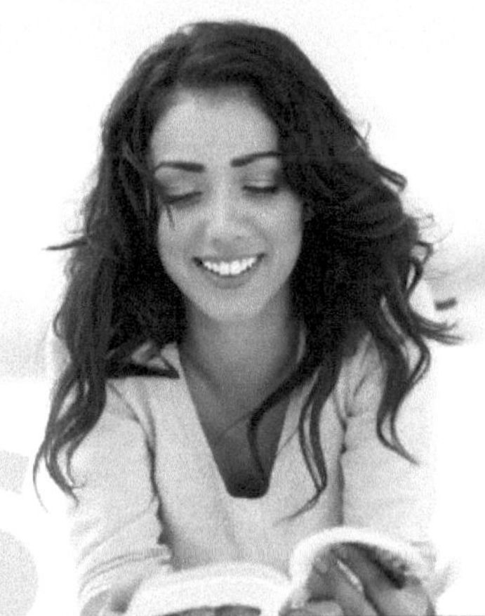

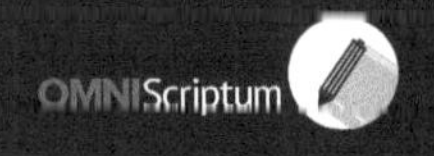

info@omniscriptum.com
www.omniscriptum.com
OMNIScriptum

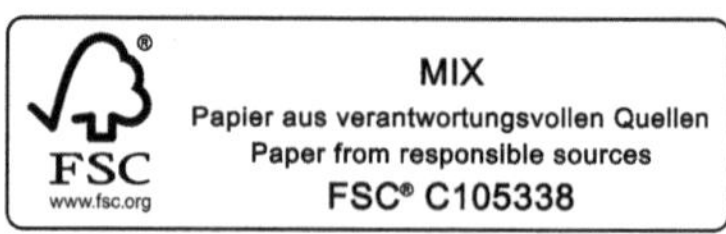